營養師1年瘦20公斤的

作りおきでやせぐせがつく
糖質オフバイブル

常備減醣食譜

麻生怜未 著　葉廷昭 譯

只有減醣常備菜，能幫我一年瘦下二十公斤

　　我相信，大家應該都有類似的經驗：一開始興致勃勃地想要減肥，體重卻怎麼也減不下來，最後不得已放棄；或是克制不了口腹之欲，在減肥的過程中受挫。

　　這世上有各式各樣的減肥法，我在本書中會詳細說明「減醣瘦身法」的奧妙，**我靠著這個方法，在一年內瘦下二十公斤。**

　　在開始實行「減醣瘦身法」之前，我會先說明這種減肥法的基礎，後面的菜單中，還有許多有益美容減重的食物知識。另外，本書介紹的減肥法之所以容易持之以恆，祕訣就在「常備料理」這四個字。

「常備料理」，是讓減重持續下去的祕訣

　　我指導過六千多名學員如何減肥，大部分學員的問題是，他們理解減醣瘦身法的理論，卻很難持續下去。

　　我常建議他們，**有心要瘦下來的話就自己煮飯，不要吃市售食品或外食。**但我也很清楚忙碌的現代人，沒有時間這麼做。每一餐都自己煮非常辛苦，工作上也難免交際應酬。

在日常生活中，很難徹底實踐「減醣飲食」，但是又沒有時間自己煮飯。實際瞭解了各位的難處後，我推薦大家一個解決方案，那就是「去醣」的「常備料理」。

　　每次多煮一點起來放，這樣肚子餓隨時都有得吃。我會在書中提供許多美味又健康的菜色，保證讓各位不敢相信，「這真的是減醣瘦身餐嗎？」

　　減醣瘦身法的好處是，只要正確選擇食物，就不必忍受減肥時的饑餓感，而魚或肉類可以盡量多吃一點沒關係。

　　各位能在不知不覺中，感受到顯著的減肥功效，希望透過減醣瘦身的過程，讀者們不只能成功瘦下來，也同時能讓體內健康又乾淨。

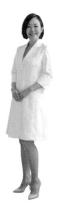

營養師　麻生怜未

Contents

01 想瘦身，就用減醣飲食

不易復胖、不用挨餓、容易持久的減醣飲食

現在大家對於「減醣」一詞應該已經很熟悉了，但「醣類」到底是什麼？所謂的醣類，不僅只有砂糖，碳水化合物去掉食物纖維後，就是醣類了。而且碳水化合物的食物纖維很少，幾乎全都是醣類構成的。

我們習慣的米飯、麵包、麵條、根莖類等主食，就含有大量的碳水化合物。減醣瘦身法的基礎是控制碳水化合物的攝取，幫助身體瘦下來；一般的減肥法則主張要抑制油脂或卡路里，兩者的思維並不一樣。以往攝取過多碳水化合物的人，減醣後的減肥效果特別顯著，迅速瘦身是減醣飲食的一大特徵。**限制碳水化合物攝取，就無需計較卡路里。**蛋白質是我們該積極攝取的營養，以往被視為減肥大忌的肉類，現在可以開心享用了！而酒類經過慎選後，也是可以飲用的。減醣飲食不必忍受強烈的饑餓感或壓力，有容易持之以恆和不易復胖的優點。

首先，我們要掌握各項食品的含醣量多寡，瞭解該如何吃才會瘦下來。調味料的含醣量等，有些意想不到的地方也必需注意。過去嗜糖如命的人，也許一開始減醣會很痛苦，但當身體習慣以後，除了對健康和美容都有益處，也保證會幫你養成易瘦的體質。

● 含醣量多的食物

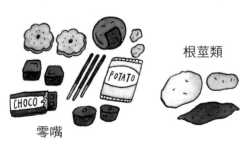

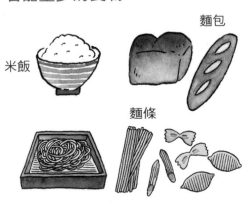

米飯　麵包　麵條　零嘴　根莖類

隨書附 151 種常見食物含醣量速查表

習慣減醣飲食，讓身體選擇燃脂當能量

那麼，為什麼攝取醣類容易變胖，導致減肥成效不彰呢？人體的營養來源有三大類：醣類、蛋白質、脂肪。人體攝取了醣類後，會優先拿來燃燒利用；等醣類燒完，才開始燃燒身體的脂肪。換言之，醣類吃得越多，就越不容易燃燒脂肪；等到天荒地老，也等不到脂肪燃燒的時候到來。另外，人體攝取醣類後，會分泌肥胖賀爾蒙胰島素來降低血糖，多餘的營養會累積成脂肪，造成肥胖的原因。

因此，減醣減肥的訣竅，就是少吃含醣量高的食物！蛋白質和脂肪不會提高血糖，攝取也沒有太大影響。少吃醣類，多吃蛋白質、脂肪、維他命等營養，體內的消耗系統就會優先燃燒脂肪了。脂肪分解後生成的「酮體」也會被身體做 7 為能量來源，加速脂肪燃燒。身體一旦產生這種良性循環，自然就容易瘦下來，這便是減醣飲食瘦身效果顯著的理由了。

● 減醣瘦身的良性循環

1 降低醣類的攝取

少吃米飯、麵包、麵條之類的碳水化合物，均衡攝取肉類、魚類等蛋白質，以及好油和蔬菜。

2 切換消耗能量的系統

藉由減醣，將身體從優先燃燒糖質的系統，轉換成優先燃燒脂肪的系統。

3 脂肪燃燒

脂肪分解後產生酮體，酮體又成為能源，增加脂肪燃燒速度。

4 啟動瘦身的良性循環

以酮體為能源，身體即可健康活動。體內不再分泌胰島素，不會堆積脂肪。

一定會瘦

02 減醣飲食三階段，啟動身體的快瘦開關

飲食含糖量標準，按照三個周期調整

減醣瘦身法有三個關鍵的週期，分別是適應期、減量期和維持期三個階段。適應期要徹底斷絕醣類攝取，刻意多攝取蛋白質；當身體習慣減醣飲食後，就可以進入減量期，可以開始酌量選擇一些在適應期不能吃的食物了。減到理想的體重後，再來就是維持期。這時候要慢慢增加醣類的攝取，避免一下吃太多而復胖，直到最後都不能掉以輕心。習慣減醣飲食後，就不會像一開始那樣苦於「想攝取醣類」的衝動，也會感到身體越來越清爽。

階段 1 適應期 1 餐醣類＜ 20g，60g ／ 1 日

階段 2 減量期 1 餐醣類＝ 20g，60g ／ 1 日

階段 3 維持期 1 餐醣類＝ 20~40g，60g ～ 120g ／ 1 日

適應期

每餐攝取的醣類在20g以下，一天不多於60g。
這個階段會比較辛苦一點，建議採用〈PART1〉的 11 道完全減醣食譜，讓身體適應減醣飲食。

首先適應期是一個禮拜，我建議最好實行兩個禮拜。這個時期，你需要努力適應大幅降低醣類攝取的飲食方式，調味料使用鹽、胡椒、醬油、味噌、美乃滋、香料、香草、檸檬，直接享用食材的原味。適應期的唯一訣竅，就是徹底斷絕含醣飲食，萬一有空腹、焦慮、頭痛等等的不適症狀，可以攝取椰奶或椰子油緩和。

減量期

每餐攝取的醣類在20g以下，一天不多於60g。

利用〈PART2〉的肉類、魚類、雞蛋、豆製品，還有〈PART3〉的蔬菜，〈PART4〉的湯品和燉煮料理，享受常備菜的多變樂趣，努力持之以恆。

習慣了適應期的減醣飲食生活後，繼續保持減糖，進入減量期。減量期請持續到達成目標體重為止，只要好好攝取蛋白質，減重過程中也能維持健康和美麗。適應期要徹底斷絕醣類，減量期若要長期執行的話，稍微吃點鮮奶油、無糖優格、根莖菜葉類也可以。途中有可能遇到撞牆期，請不要被體重的波動影響心情，持之以恆才是重點。

維持期

每餐攝取的醣類在20g～40g以下，一天不多於60g～120g。

〈PART5〉的甜點、蕃茄、紅蘿蔔等醣質較高的食物，也可以酌量享用了，持續執行輕鬆的限醣飲食就好。

進入維持期後，可以稍微吃一點前兩個階段中完全不能碰的料理和食材，不過要特別注意復胖的風險。像義大利麵或披薩之類的含糖食品，難得有機會享用時，很容易不小心吃太多，一下子又恢復原來的體重。話雖如此，到了這個地步，相信各位也知道可以吃哪些料理，分量又該如何拿捏才對。就當作是給自己的小獎勵，遵守減醣原則享用一下也無妨。

20g 的含醣量，分量是多少？

- 白米 50 g＝約 1/3 碗飯
- 法國麵包 37 g＝約切成一片 4 公分厚
- 燙過的義大利麵 75 g＝約 30 克乾麵
- 燙過的烏龍麵 100 g＝約 35 克乾麵
- 燙過的蕎麥麵 80 g＝約 40 克乾麵
- 燙過的中華麵 80 g＝約 30 克乾麵
- 一顆中等大小的馬鈴薯

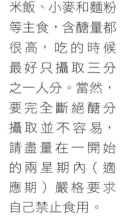

米飯、小麥和麵粉等主食，含醣量都很高，吃的時候最好只攝取三分之一人分。當然，要完全斷絕醣分攝取並不容易，請盡量在一開始的兩星期內（適應期）嚴格要求自己禁止食用。

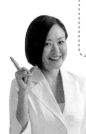

03 營養師靠減醣常備菜，1年減下20公斤！

輕鬆瘦下二十公斤，維持十年不復胖

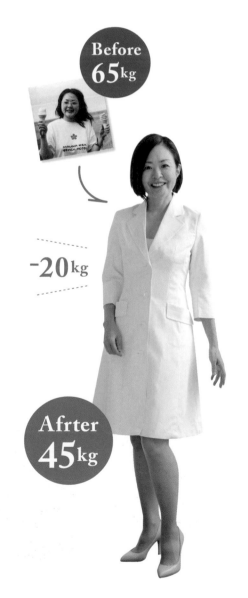

Before 65kg

-20kg

Afrter 45kg

年過三十五歲後，工作壓力導致體重上升。我曾經胖到腰酸背痛、膝蓋受傷。不過到了三十七歲，我愛上了當時流行的冰鎮鮮肉沙拉。或許是我個性專一的關係吧，那時候三餐都吃同樣的一道料理，而且吃得很飽，一年卻瘦下了二十公斤！

冰鎮沙拉的蔬菜豐富，還能改用魚類來代替肉類。我沒有刻意不吃白飯，而是自然的吃肉類和蔬菜吃到飽。換言之，我在無形中斷絕了碳水化合物，改變了飲食習慣。

兩、三個月內，我的體態越來越輕盈，一年總共減去二十公斤。我的氣色和健康狀況也日益好轉，感覺比以前更健康了。身旁的好友都問我，我到底是怎麼瘦下來的？於是我說自己愛吃冰鎮沙拉，大家也隨之效法，也都成功瘦下來了。

為什麼光吃肉還有辦法減肥？在當時，限制卡路里和去油是減肥的常識，肉類的卡路里很高，沙拉的醬料也很油，一湯匙的醬料就有很高的卡路里。這種飲食和減肥的觀念大異其趣，為什麼還瘦得下來？我實在很想瞭解這種新的減肥原理，因此決定研究營養學。過去還沒有「減醣」的概念，漸漸才有限制醣類的相關研究和論文問世，我才知道自己用的是減醣減肥法。如今我養成了減醣的生活，十年來都沒有再復胖。

讓減醣常備食譜幫你 100% 成功瘦身

1 首先，度過最辛苦的前兩周！（＝適應期）

最初兩星期，要嚴格執行無糖飲食。有些人選擇慢慢降低攝取量，但這就好比一邊踩油門、一邊踩煞車一樣，身體不僅會更難受，精神上也無法果斷的揮別對糖質的依賴。所以，前兩週徹底減醣，是通往成功的捷徑！

2 接受「高蛋白」和「高脂肪」的新飲食習慣

在減醣飲食的過程，要避開的只有糖，肉類、魚類、雞蛋、起司等蛋白質，以及良性的油脂類要好好攝取。減少食量的話，缺乏養分會影響到身體健康，精神上也容易被饑餓感擊潰。不必特地限制食量，正是減醣減肥法的好處。

3 自製「常備菜」，完全掌控飲食含醣量

整天吃外食，很難持之以恆減醣。有心想瘦下來，就自己做飯吧！自己做飯可以調節材料、調味料、分量。然而，每天下廚開火也很麻煩，因此，一次就能做好數天分量的常備菜，絕對能更容易幫你養成減醣的飲食生活。

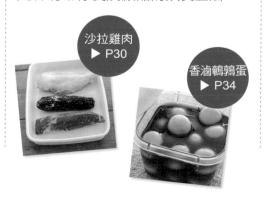

沙拉雞肉
▶ P30

香滷鵪鶉蛋
▶ P34

4 營養師維持十年不復胖的「減醣飲食法五大祕訣」

從第十六頁開始，我將教導各位自創的獨家「減醣減肥法五大飲食技巧」，例如一眼就能判斷食量基準的拼盤量法，或是繁忙上班族也能輕鬆料理的常備便當祕訣，還有每天都想外帶的「原始餐盒」。我的十年減醣飲食經驗，絕對能幫助各位成功、健康的減重，絕不復胖。

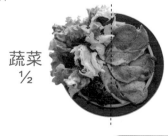

蔬菜 ½

肉（蛋白質）½

▶ 詳情請見 P16

04 快速整理！
減醣期間，你可以吃什麼？

有些看似「健康」的減肥食物，其實並不適用在減醣飲食法，而且這樣的食物還不在少數。相反的，奶油或美乃滋反而是少醣的優良食物。有些蔬菜和調味料含醣量高，請謹慎確認。

能吃的食物

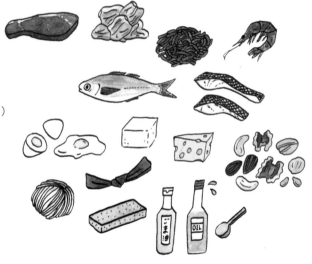

- 牛肉、豬肉、雞肉、小羊肉
- 肉類加工品（火腿、培根、香腸等等）
- 所有魚類
- 豆類、大豆加工食品
  （豆腐、厚片油豆腐、薄片油豆腐、豆漿、納豆）
  ※ 豆漿要挑選沒有調味的類型
- 蛋類
- 奶油、優良好油
- 薯類或根菜類以外的蔬菜
- 蒟蒻、蒟蒻麵
- 海藻　● 菇類
- 起司　● 堅果類

不能吃的食物

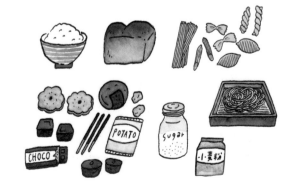

- 白飯、麵類、義大利麵、麵包、麥片
- 零嘴、甜點
- 含有小麥粉的加工品　※ 咖哩塊、餃子皮
- 乾果
- 市售蔬菜汁、果汁、
  添加人工甜味劑的飲料

慎選蔬菜、水果、酒、調味料

蔬菜、水果

　　葉菜類的蔬菜都沒問題，薯類或根菜類的含醣量很高，南瓜或紅蘿蔔也是，在適應期和減量期最好別吃，維持期也不要吃得太多。至於水果，酪梨和檸檬的含醣量很少，而草莓本身的含醣量不多，但品種改良過的就上升許多了。因此最好攝取適量的當季水果，或是兩天吃一次即可。

含醣量高 薯類、根菜、南瓜、玉米

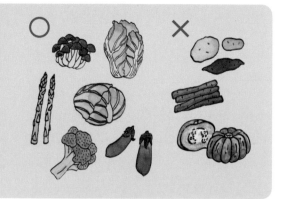

酒類

　　不必戒酒，也是減醣減肥的一大魅力。可是，不同酒類的含醣量差異很大，請務必小心留意。蒸餾酒（如燒酒、威士忌、伏特加）、無醣的發泡酒都沒關係，較為辛辣的紅酒也可以少量飲用。

含醣量高 啤酒、日本酒等釀造酒、梅酒、甜味雞尾酒等等

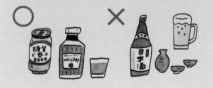

調味料

　　除了要留意食材的含醣量以外，也別忘了確認調味料，否則就事倍功半了。盡量使用鹽、胡椒、醬油、油類等等的簡單調味料，然後添加一點香草或香料。絕對不能使用砂糖，味醂、麵醬、蕃茄醬、醬汁、甜味醬料、烤肉醬的含醣量也很多，千萬要小心。

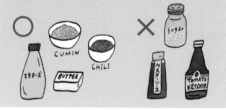

使用替代調味料，享受美味的減醣飲食

- 砂糖 ▶ 羅漢果萃取物
- 味醂 ▶ 無糖清酒＋羅漢果萃取物
- 甜麵醬 ▶ 減醣甜麵醬
- 蕃茄醬 ▶ 純蕃茄汁或蕃茄糊
- 料理酒 ▶ 盡量用紅酒，或燒酒等蒸餾酒
- 小麥粉 ▶ 黃豆粉、大豆粉、豆渣、米糠
- 太白粉 ▶ 車前草粉、豆膠、寒天。另外書中也有介紹，可用秋葵或滑菇代替。

取代太白粉的滑菇醬！

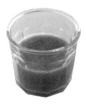

濃稠度跟太白粉差不多，冰起來也不會凝固，很適合用在減醣飲食與製作常備料理。

05 執行減醣飲食，做常備菜帶便當最好

可以事先準備至少四～五天分量的常備料理，為什麼有利減醣飲食持之以恆呢？因為減醣常備菜解決了過去進行減醣飲食時常見的三大煩惱：

（1）能吃的食物有限，（2）每餐都要慎選食物，（3）伙食費不便宜。而事先做好常備料理，有以下六個優點，省時又省力。

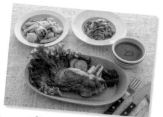

就算很晚下班，也能遵守減醣原則

就算有心執行減醣飲食，但下班回到家已經很晚了，或許根本沒時間買菜或動手料理，這時候就很容易遭受挫折。不過，若是冰箱有準備常備菜的話就不必擔心了！從冰箱裡拿出來、再裝盤，隨時都能享用減醣飲食。

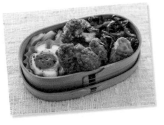

不花時間，只要把菜放進便當就好

想在短時間內瘦下來，午餐最好不要吃外食或便利商店的現成食品，自己帶減醣常備便當吧！事先準備的菜色種類越多，越能顧及營養均衡和美觀。忙碌的早上，只要把已經做好的常備菜放進便當就好，非常省時。

肚子餓或嘴饞時，也不怕輕易破戒

肚子餓的時候，我們常會敗給嘴饞的衝動，忍不住去吃市售的甜點、麵包、垃圾食物。事先做好沙拉、湯品等輕食的話，即可滿足口腹之慾。自己做的甜點，吃起來也特別安心！

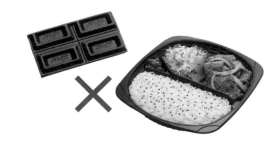

想喝點小酒，
還能搭配常備下酒菜

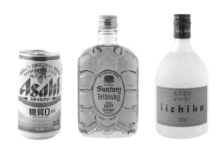

　　執行減醣時，也能適量飲酒，燒酒、威士忌、無糖發泡酒都沒問題。配上事先做好的常備下酒菜，就能享受小酌樂趣。減醣料理和一般減肥餐不同，會巧妙搭配肉類、魚類、香料，特別適合拿來當下酒菜。

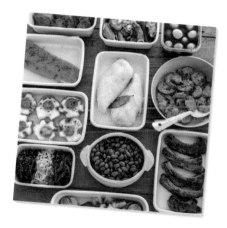

菜色搭配豐富，
輕鬆維持營養均衡

　　事先做好放在冰箱裡，只要拿到餐桌上就有好幾道菜了。另外，準備好一道肉類或魚類的主菜，剩下的就選擇葉菜類食物，營養絕對非常充分。當然，本書也有豐富的副菜菜單，請各位確實攝取蛋白質、脂肪、維他命、礦物質。

常備菜一次可做好幾分，
減少剩菜又省錢

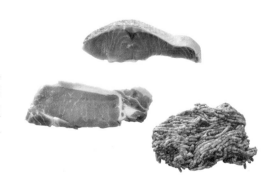

　　肉類、魚類、蔬菜等食物，如果只做一天的分量，很容易有剩菜。而買的量少，價格又不便宜。本書除了介紹適合「事先調製」的食物和菜色以外，料理的味道也絕不打折，有效使用食物，可以節約生活開銷，達到省錢效果。

06 營養師的獨家減醣飲食生活

① 看一眼就知道的「拼盤計量法」，滿足蛋白質和蔬菜的每日攝取量

減醣瘦身法該注意的是料理中的總含醣量、蛋白質量，以及各種營養均衡攝取。首先，我們要瞭解自己的體重需要攝取多少蛋白質。一個人每天所需的蛋白質，相當於一公斤體重要攝取一點二克到一點六克才足夠。換言之，五十公斤的人，一天需要六十到八十克的蛋白質。同理，我們也該積極攝取海藻或蔬菜類的維他命和礦物質。

不過，就算知道一天要吃八十克蛋白質，大家也搞不清楚要怎麼吃才夠吧？

有一個很簡單的目測辦法，那就是蛋白質和蔬菜各半的「拼盤量法」。

首先，找出家中最大的盤子（直徑要約二十六公分），選擇蛋白質的菜色裝滿一半，就是大約一百克的肉類和魚類，不想全都吃肉的人可以加入豆製品（三百克的豆腐含有二十克蛋白質），另一邊放滿含醣量少的葉菜類，稍微再加上其他的豆類、海藻、菇類。這樣就完成營養均衡的一餐了。水煮蛋也容易有飽足感，各位可多嘗試。

主要的食物或蔬菜各挑一種，不過冰箱有常備料理的話，只要拿出來裝盤就可以了，能選擇各種菜色，營養也會更加均衡。光看豐富的擺盤方式，也增加飽足感。

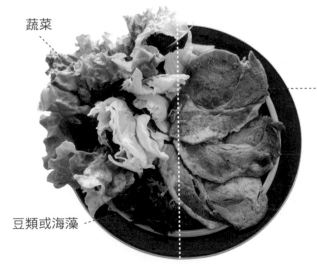

蔬菜

蛋白質

豆類或海藻

1/2蔬菜+
1/2蛋白質
一看就知道！

看看料理含醣量，你該選擇哪一種？

✕ 清爽好消化的烏龍麵套餐

烏龍麵
- - - - - - - - -
冬粉沙拉
- - - - - - - - -
醃煮沙丁魚

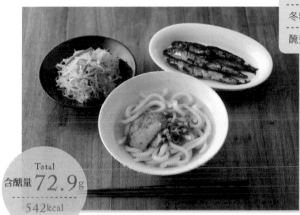

Total
含醣量 **72.9g**
542kcal

▶▶以和風湯汁熬煮的清爽溫熱烏龍麵，配料也選用樸素的炸魚餅。吃起來有利消化，油脂也不多，副菜也是低卡路里的冬粉沙拉和魚類。卡路里確實很低，但含醣量卻高達七十二點九克！

蒜味金針菇麵 ▶ P36
- - - - - - - - - - - - - - - - - - - -
醋醃蔬菜 ▶ P88
- - - - - - - - - - - - - - - - - - - -
法式海鮮濃湯 ▶ P116
- - - - - - - - - - - - - - - - - - - -
香煎雞排佐和風蔬菜 ▶ P49

○ 飽足又營養的雞排套餐

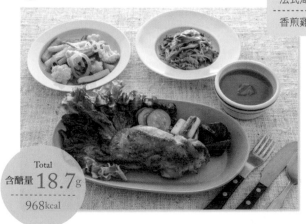

Total
含醣量 **18.7g**
968kcal

▶▶ 主菜是烤得香嫩多汁的雞排，雞肉富含蛋白質，咬起來又很有嚼勁。另外還有兩道豪華的副菜，充分的淋上橄欖油，可以預防便秘和肌膚乾燥。再多喝一道湯品，保證更有飽足感。吃這麼多道餐點，含醣量才十八點七克！

③ 用川燙青花菜，塞滿便當的空隙

吃自己做的便當，絕對比吃外食或超商食品來得好。事先準備常備料理，早上起來再一一放進便當盒就行了。減醣常備便當中，基本上一定要有大量蛋白質，以及比蛋白質分量更多的蔬菜。首先，在便當盒裡塞入一餐的食物，確認分量並記住，之後準備便當時，一半放入肉類、魚類、蛋類的蛋白質，另一半放滿蔬菜，剩下的小空隙就塞海帶絲或海藻，這樣就能簡單完成一個營養均衡的便當了。注意，水果和白飯請依減醣三階段調整分量（參照 P8）。

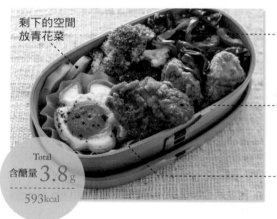

剩下的空間放青花菜

Total
含醣量 **3.8** g
593kcal

甜椒冷盤 ▶ P32

低醣炸雞塊 ▶ P48

雞蛋火腿派 ▶ P35

用炸雞和雞蛋火腿派來補充蛋白質，這樣的菜色還能補充維他命和礦物質，剩下的便當空間，可以加入川燙的青花菜，營養價值特別高，可謂一石二鳥。

早上真的沒時間，兩個超短時常備便當祕訣

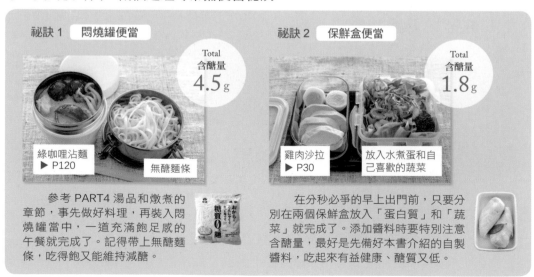

祕訣 1　悶燒罐便當

Total
含醣量
4.5 g

綠咖哩沾麵 ▶ P120

無醣麵條

參考 PART4 湯品和燉煮的章節，事先做好料理，再裝入悶燒罐當中，一道充滿飽足感的午餐就完成了。記得帶上無醣麵條，吃得飽又能維持減醣。

祕訣 2　保鮮盒便當

Total
含醣量
1.8 g

雞肉沙拉 ▶ P30

放入水煮蛋和自己喜歡的蔬菜

在分秒必爭的早上出門前，只要分別在兩個保鮮盒放入「蛋白質」和「蔬菜」就完成了。添加醬料時要特別注意含醣量，最好是先備好本書介紹的自製醬料，吃起來有益健康、醣質又低。

4 果乾類當點心，減醣效果更好

　　肚子餓或嘴饞的時候，不要吃一般的零嘴或點心，最好選擇下列的果乾小菜比較好。我稱為「原始點心餐盒」，昆布、小魚乾、堅果、魷魚絲都是無醣或少醣的食物，隨時帶在身上，肚子餓的時候就可以拿來吃。不但咬勁十足，吃一點點就很有飽足感。

昆布

　　10 克的昆布只有 0.7 克含醣量，昆布中含有甘甜的滋味，礦物質也很豐富。咬起來很有嚼勁，容易獲得飽足感。

堅果類

　　不同堅果的含醣量也不同，但每粒多半在 0.1 到 0.3 克左右。除了營養豐富之外，也有防止老化功效。不要挑選調味過、鹽分高的零嘴堅果，要選無調味的原味食鹽的種類。

小魚乾

　　一大匙僅 0.1 克的含醣量，同時富含鈣質和礦物質；鈣質有防止脾氣暴躁的功效，減肥中多吃可降低壓力。

魷魚絲

　　50 克的含醣量僅 0.2 克，是幾乎無醣、蛋白質又豐富的好食物。只不過要小心攝取太多鹽分，最好選擇低鹽的。

　　▶▶ 點心一天以 50 克為宜，不可以吃太多，或是當成正餐吃。保存的容器或袋子也不要準備太大，事先準備好一天的分量，嘴饞或肚子餓時，這幾項點心就是保持無醣飲食的救星。

5 完全發揮減醣效果，就靠礦物質和 B 群

少吃白飯、麵包、麵條等碳水化合物，多攝取蛋白質和蔬菜，體重自然會下降。不過，為什麼有些人卻依然瘦不下來？原因就出在他們缺乏維他命和礦物質。脂肪要燃燒，需要 L-肉鹼，而這種物質的代謝，又需要維他命和礦物質。所以，就算攝取了蛋白質，若沒有鋅、鐵質、維他命 B 群，是無法燃燒脂肪的。進行減醣飲食，同時要積極攝取以下食品，開啟體內燃脂的機能。

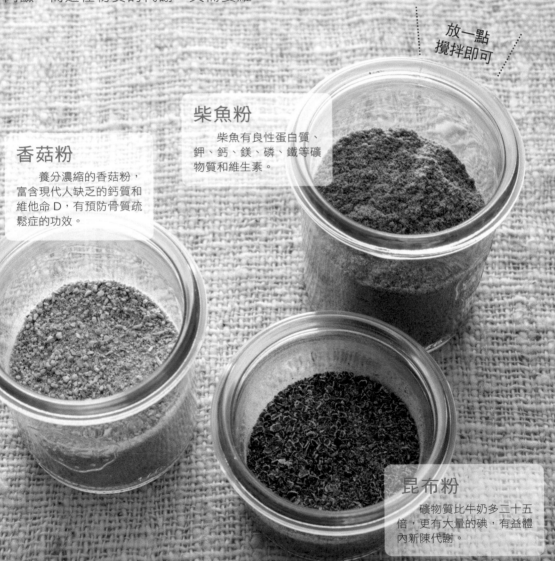

放一點
攪拌即可

柴魚粉

柴魚有良性蛋白質、鉀、鈣、鎂、磷、鐵等礦物質和維生素。

香菇粉

養分濃縮的香菇粉，富含現代人缺乏的鈣質和維他命 D，有預防骨質疏鬆症的功效。

昆布粉

礦物質比牛奶多二十五倍，更有大量的碘，有益體內新陳代謝。

營養師的高效減醣祕訣：使用礦物質豐富的調味品

　　缺乏礦物質和維他命，會瘦不下來，問題是，該如何從飲食中多多攝取，也是一大學問。我要教各位一個簡單實用的方法，那就是「礦物質粉末」。在平時的餐點中，稍微添加一點就夠了！海苔、芝麻、櫻花蝦很適合用在各種料理上，又有增添風味的效果。用來替沙拉或炒過的食物調味，或者加進湯品裡面都行。裝進香料罐裡面，煮菜或用餐的時候用起來也更方便。

海苔
　　蛋白質比例高達30% 到40%，有豐富維他命 A、B 群，以及鈣質、鐵、鋅、碘。

白芝麻
　　當中的鈣質、鎂、鐵、磷、鋅等礦物質含量，是牛奶的六倍，食物纖維、維他命、葉酸也很豐富。

櫻花蝦
　　鈣質特別豐富，還能連殼吃進整隻蝦，而甲殼素有幫助排毒的功效。

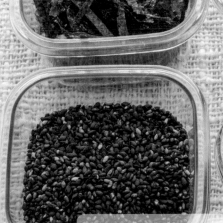

黑芝麻
　　黑芝麻的外皮含有一種名為花色素苷的多酚，有益美容和抗老化。

青海苔
　　含有提升基礎代謝的鎂，維他命 B 群和碘也很豐富，胡蘿蔔素和鐵也不少。

07 在外用餐時，
   一定要注意調味料

選擇料理手法最單純的菜色

　　吃外食的時候有不少陷阱，就算各位很注意主食材，但是調味料當中的含醣量很高。日式飲食使用了大量的味醂、砂糖、酒，中華料理也用很多太白粉勾芡，最好還是少吃為宜。而義大利料理、法國料理、地中海料理、日式居酒屋之中，有很多適合減醣飲食的選擇。例如肉類和魚類，就有烤排、碳燒等等，訣竅是選擇最單純的調理菜色。副菜的玉米或馬鈴薯含醣量很高，盡量不要吃太多。肉類、魚類、沙拉的醬汁，不要直接淋在料理上，邊吃邊調整用量比較好。

日式料理

烤、燉煮、照燒的料理

　　首先吃一些醃菠菜、海藻沙拉等時蔬小菜開胃。烤、燉煮、照燒之類的菜色中，醬汁含有大量的砂糖和味醂，食用時要多注意。魚類請點烤魚或生魚片，剖開的燒烤秋刀魚或魚乾，也會使用味醂來調理，最好選擇鹽烤。至於醃菜類，連鎖店的菜色常添加很多甜味劑，要多加留意。火鍋是不錯的選擇，但醬汁同樣要注意，不妨使用醋醬油。

有主菜和附餐的套餐

　　點定食套餐，就吃主菜、副菜和湯品，白飯少吃，多點一些豆製品，如凍豆腐，以及菜葉類的小菜和沙拉之類。容易引人食指大動的馬鈴薯沙拉、通心粉沙拉含醣量多，請多多留意。選擇薑絲炒豬肉、鹽烤魚肉、生魚片定食套餐，油炸料理最好吃麵衣薄一點的，燉煮、醃漬物、燉魚之類的菜色，會使用大量的味醂和砂糖，千萬不能點。

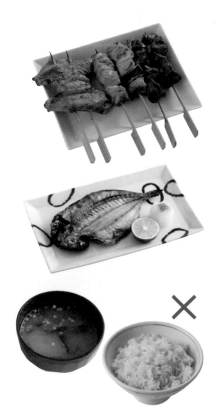

西式餐廳

調理方式豐富

　　義大利料理給人精緻、易胖的印象，不過其實品項很豐富。麵包和義大利麵雖然不能點，但我們可以盡情享受肉類或魚類。最好選用清蒸或燒烤食材的單純菜色。例如生肉片、醃肉、蔬菜肉排、烤青菜、燉煮海鮮、蒜味甜蝦、紅酒燉貝、燉小肉排、起司拼盤等等，種類十分豐富。香草烤肉可能添加麵包粉，請多加留意。

法式料理要慎選醬汁種類

　　在法國餐廳吃飯，要注意使用奶油麵糊的黑醬和白醬。米飯、麵包、甜點也是不行的。仔細注意醬汁的話，鵝肝醬、法式醬糜、法式烤肉、紅酒燉煮、醃漬物、蝸牛、生蠔、松露都可以。吃全套法國料理時，建議先從蔬菜吃起，蔬菜有豐富的食物纖維，能減緩醣分的吸收。

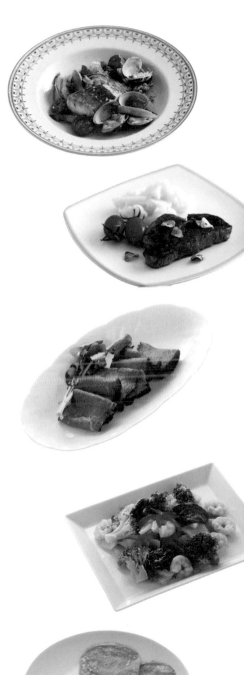

簡餐式家庭餐廳

　　去簡餐式的餐廳吃飯時，先從沙拉、副餐、燒烤、肉排的菜單開始點菜。選擇單點就好，不要加上有白飯和麵包的套餐。沙拉最好吃葉菜類、青花菜、香菇、海藻，菠菜和培根的組合也不錯。燒烤和肉排的醬汁常有大量砂糖，使用鹽、胡椒、醬油享受原味就好。附贈的馬鈴薯、玉米、紅蘿蔔的含醣量很高，請小心留意。至於漢堡排，有些會混入麵包粉，最好選用百分之百牛肉製成的；酒精和飲品，請選擇 High Ball（少許烈酒加入汽水等無酒精飲料的飲品）或不甜的紅酒。

08 沒時間或不能開伙，如何選擇超商食品？

養成「確認營養成分」的習慣

自己挑選食材、自己料理是最理想的，但餐餐都自炊並不容易。其實只要確實檢查包裝上的含醣量，就算是買超商食品也沒關係。最近超商也有烤鮭魚、蒸雞肉、醃菠菜之類的生鮮食品，可供選擇的種類也越來越多。當然了，便當或麵食這種以碳水化合物為主的商品是不行的。我個人推薦水煮蛋、起司、毛豆、豆腐等食品。沙拉要以葉菜類為主，有附海藻的就更好了。另外，買蔬菜包後，自行添加水煮蛋、魚罐頭、豆腐，製作獨家的原創沙拉也不錯。

做好減醣飲食基本功，仔細確認營養標示

每 100 公克的營養成分

熱　　　量	65kcal
蛋　白　質	3.9g
脂　　　肪	3.1 g
碳水化合物	5.4 g
鈉	47mg
鈣	120 mg

▶想知道食品的含醣量，記得看成分標示上的碳水化合物。所謂的醣分，是碳水化合物減去食物纖維後的養分，食物纖維本身很少，因此可將碳水化合物含量視為含醣量。

---

1 蛋白質
首選是清蒸和煙燻，油炸可適量

減醣飲食中必需確實攝取的蛋白質，像炸雞這一類的油炸物，注意適量即可。清蒸和煙燻食品也是好選擇，除了肉類和魚類以外，雞蛋或雞肉沙拉也可盡量食用。

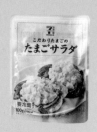
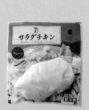

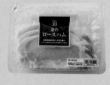
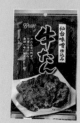

▶調味雞肉或雞肉沙拉等食品，可隨意食用，又很方便。

▶雞肉沙拉、火腿、牛舌、煙燻肉品等，沒有太多調味，清爽的口感很適合拿來當下酒菜。

2 蔬菜、生鮮類
買現成的食品

蔬菜豐富的沙拉，最好購買有附雞肉或海藻的種類。生鮮食品基本上是仰賴食材本身的味道，多半也有標示營養成分，方便確認。

▶調味較少的雞胗，或是添加雞蛋豆腐的苦瓜炒菜，也有很多蛋白質。

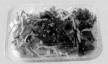

▶請選擇有水煮雞肉、毛豆和海藻的沙拉，並留意沙拉醬的含醣量。

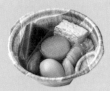

▶吃關束煮要慎選食材，豆腐、雞蛋、香腸、蒟蒻、蒟蒻絲、牛腱、昆布都不錯，白蘿蔔放一塊就好，不要喝湯。

3 點心類
不用調理的簡單食材

不用調理即可輕易享用的起司、肉品、魚類、毛豆，方便在肚子餓時吃；也可選擇魷魚絲、小魚乾、堅果和昆布。

▶富含蛋白質的起司和毛豆，很適合當點心食用。起司濃郁的味道，可增加飽足感。

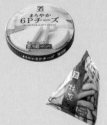

▶牛腱的肉乾、鹽烤紅鮭魚、爽口雞蛋，都是不用調理的方便食品，藉由吃點心就能補充到大量蛋白質。

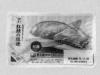

4 罐裝湯品、罐頭
增加飽足感

冬粉罐頭很受歡迎，其實冬粉的含醣量也不少。最好選擇蛋花湯、豆腐味噌湯等含醣量較少的湯品。有些魚類的水煮罐頭，也是低醣食品。

▶青花魚營養價值高，是很棒的減肥食物！味噌或醬油的含醣量很高，請選水煮口味的為宜。

▶雞蛋湯和豆腐味噌湯等溫熱湯品，飯後來一碗可增加飽足感。

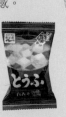
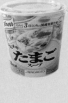

09 營養師來解答！
六大常見減醣飲食疑問

Q1 生理期的時候實在很想吃甜食？怎麼辦？

不要刻意忍耐，
選擇無醣的甜點就好。

　　越是忌口忍耐，就越來越容易累積壓力，最後導致挫敗。本書將介紹減醣時也能吃的甜點，請留意不要超過每天的最高攝取量。不妨在純可可或黑咖啡中，添加椰奶飲用。

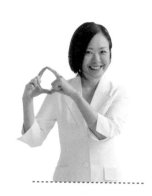

Q2 一直努力減醣，為什麼體重卻降不下來？

很可能是你沒有均衡攝取營養。

　　有時候體重降不下來，代表這已經是你的標準體重了。如果在標準體重以下，就算持續減醣也瘦不下來的。若是在標準體重以上還瘦不下來，可能是缺乏燃燒脂肪所需的維他命或礦物質，記得要注意營養均衡。

Q3 必須聚餐或應酬時，該如何點餐才好？

用餐前記下食物的含醣量，
慎選自己要吃的菜色。

　　減醣飲食並不禁酒，就算必須要應酬、或是答應朋友的飯局，也可以持之以恆。義大利料理、法國料理、日式飲食的菜色很多，請慎重挑選。實在非吃不可、或是很難判斷料理的含醣量，這一餐乾脆放鬆心情愉快享用，事先調整前一餐或下一餐的飲食，或是隔天的飲食就行了。

Q4 什麼情況不能使用減醣飲食法減肥？

生病，或是正在服用某些治療藥物的人。

生病的人或是正在服用治療藥物的人，請先跟醫師討論，再安排如何減肥。尤其有下列病症或正在服用以下藥物的人，進行減醣飲食前一定要和醫師討論：服用降血醣藥、注射胰島素、腎臟功能有問題、活動性胰臟炎、肝硬化、脂肪酸代謝異常症等。

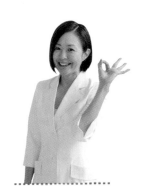

Q5 確實控制飲食含醣量，多吃也沒關係？

是的，請盡情享用。

減醣瘦身法，並不是斷食減肥法。斷食或減量過度，身體會啟動節能機制，變成無法燃燒脂肪的體質。請正確掌握食物的含醣量和蛋白質，用餐時細嚼慢嚥，充分刺激飽足感的中樞神經。

Q6 減醣飲食中，一定要避免吃水果？

任何水果都請先確認含醣量。

有不少水果營養價值頗高，但在減醣減肥時，最好不要食用。如果要吃的話，請先確認含醣量，選用甜度較低的當季水果，少量食用就好。例如酪梨、檸檬、藍梅、草莓、西瓜、哈密瓜、桃子、枇杷都是含醣量較少的水果，至於市售的果汁，偶爾喝就好，千萬別當水喝。

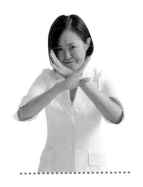

減醣常備食譜的五個說明

【含醣量、蛋白質標示】

● 每道食譜是以每餐「1/6 到 1/4 量」為基準標示的。醣質含量為零者，在食品成分表標示為零或 Tr（微量）。

● 湯品以外的料理，如燉煮湯汁、醬汁、醬料等等，是以不飲用為前提來計算的。請不要攝取太多湯汁，以免醣質和鹽分大增。

※ 每餐的含醣量請盡量限制在 20 克以內，先想想自己的食量，好好搭配一餐的菜色。

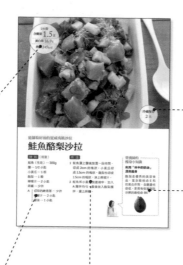

【保存天數】

標示保存方法和保存期限的基準，不過依照氣候、冰箱機種、冰箱開關的次數、保存容器的密閉度不同，保存狀態也會略有差異。請當作參考基準，盡量在保存期限內將常備菜吃完。

【瘦身小知識】

營養師特別說明這道食譜中的減醣重點，以及對美容、瘦身有益的營養知識。瞭解了這些知識後，也可以應用在其他料理上。

【材料】

會標示方便調理的分量，基本上是四人分。

【作法】

會按照作業順序來說明，當中有包含事前準備或放置時間，在準備製作常備料理前，先看過一次步驟，即使是從未做過的菜色，也比較不容易失敗。

分量標示與調理說明

● 1 小匙 5 毫升，1 大匙 15 毫升，1 杯約 200 毫升。

● 除非有特別標記，否則烹調時一律用中火即可。

● 微波爐的加熱時間若沒特別標記，請以 600 瓦為基準。500 瓦的時間則為 600 瓦的 1.2 倍，根據機種不同，時間可能略有差異，請在微波時觀察，拿捏烹煮時間。

● 使用平底鍋，原則上請用鐵氟龍鍋。

● 高湯是以昆布或柴魚片熬煮的和風高湯

（也有市售的高湯塊）。而湯品則是以顆粒或固態湯塊（如法式清湯、清湯的市售品）熬煮的洋風湯品，或是用雞湯塊熬煮的中華湯品。

● 沒有特別標記的情況下，說明蔬菜（包含香菇、豆類）調理時會省略清洗和去皮的步驟。

● 無醣就是指含醣量在 0.5 克以下。

Part 1

含醣量 5g 以下！
11 道減醣基本常備菜

剛開始減醣飲食的兩周適應期，11 道含醣量 5g 以下的完美減醣常備食譜，不僅幫你快速進入減醣，還有充分的蛋白質。覺得減醣飲食很難持久的話，就先從這 11 道減醣基本料理開始吧！

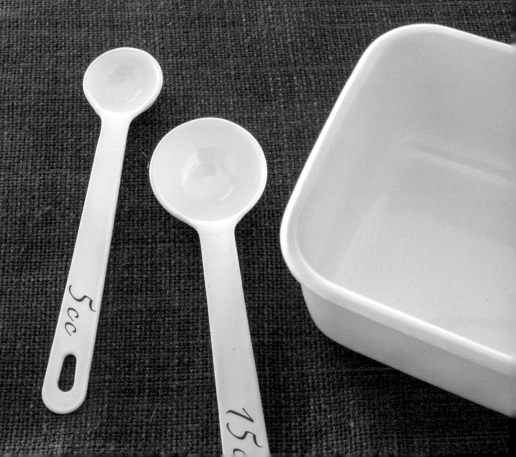

11 道減醣適應期的 基本常備菜

電鍋不只能拿來煮飯，還能用來烹調雞肉

雞肉沙拉

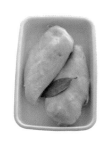

材料（適量）

雞胸肉（去皮）… 2 塊（約 600g）
鹽 … 1 又 1/2 小匙
月桂葉 … 1 片

作法

1 雞肉用水洗淨後，對切成兩半。灑一點鹽搓揉
  入味，放進冰箱半天以上。
2 將雞肉和月桂葉放進電鍋，熱水注入到刻度 3
  的位置，用保溫模式加熱半小時左右。
3 拿出雞肉，用菜刀切開中心，確認是否有煮熟，
  顏色變白就 OK 了。
4 將雞肉用保鮮膜包起來，以免雞肉乾燥。放入
  塑膠袋裡用冰水冷卻 15 分鐘，袋口不要泡入水
  中，讓空氣跑出來，會更容易冷卻。

不同的調味方式

黑芝麻

將整塊雞肉沾滿黑芝麻，
再用保鮮膜包起來。

五味粉

用一小匙五味粉，灑在一
塊雞胸肉上，再用保鮮膜
包起來。

三種吃法，自由選擇、搭配

• 直接吃　　• 做成沙拉　　• 做成冷盤

營養師的
瘦身小知識

**為什麼雞胸肉
對減重特別有效果？**

雞胸肉含有促進能量代謝的維
他命 B 群，以及保持皮膚和黏
膜健康的維他命 A，對恢復疲
勞也很效。

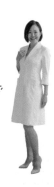

1/2 塊

含醣量 0_g

蛋白質 33.5_g

熱量 162_{kcal}

原味

黑芝麻

五味粉

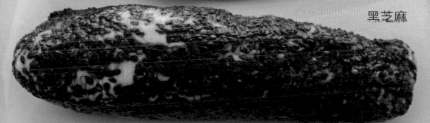

冷藏保存
4 ～ 5 天

麻油無醣，香味是決定味道的關鍵

三種超百搭
蔬菜冷盤

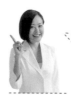

營養師的
瘦身小知識

減肥時，最忌礦物質不足

攝取維他命、礦物質豐富
的菠菜、豆芽菜、青椒，
可有效幫助脂肪燃燒。

菠菜

材料（適量）

菠菜 … 1 束（約 200g）
大蒜 … 1/2 瓣
鹽 … 少許
麻油 … 2 小匙
白芝麻 … 少許

作法

1 以加入少量鹽分（額外的分量）的熱水川燙
菠菜，撈起來以後冷卻，將大蒜切碎。
2 瀝除菠菜多餘水分後，切成 5cm 長度。
3 將菠菜、大蒜、麻油放入碗中，加入鹽分攪
拌，最後再灑芝麻。

豆芽菜

材料（適量）

豆芽菜 … 200g
大蒜 … 1/2 瓣
鹽 … 少許
麻油 … 2 小匙
白芝麻 … 少許

作法

1 以加入少量鹽分（額外的分量）的熱水川燙
豆芽菜，撈起來以後冷卻，將大蒜切碎。
2 將瀝除多餘水分的豆芽菜、大蒜、麻油、鹽
放入碗中攪拌，最後再灑芝麻。

甜椒

材料（適量）

甜椒（紅）… 1/2 顆
荏胡麻葉 … 20 片
大蒜 … 1/2 瓣
鹽 … 少許
麻油 … 2 小匙
白芝麻 … 少許

作法

1 將甜椒切片，荏胡麻葉撕成適口大小。分別
以加入少量鹽分（額外的分量）的熱水川
燙，撈起來以後冷卻，將大蒜切碎。
2 將瀝除多餘水分的甜椒、荏胡麻葉、大蒜、
麻油、鹽放入碗中攪拌，最後再灑芝麻。

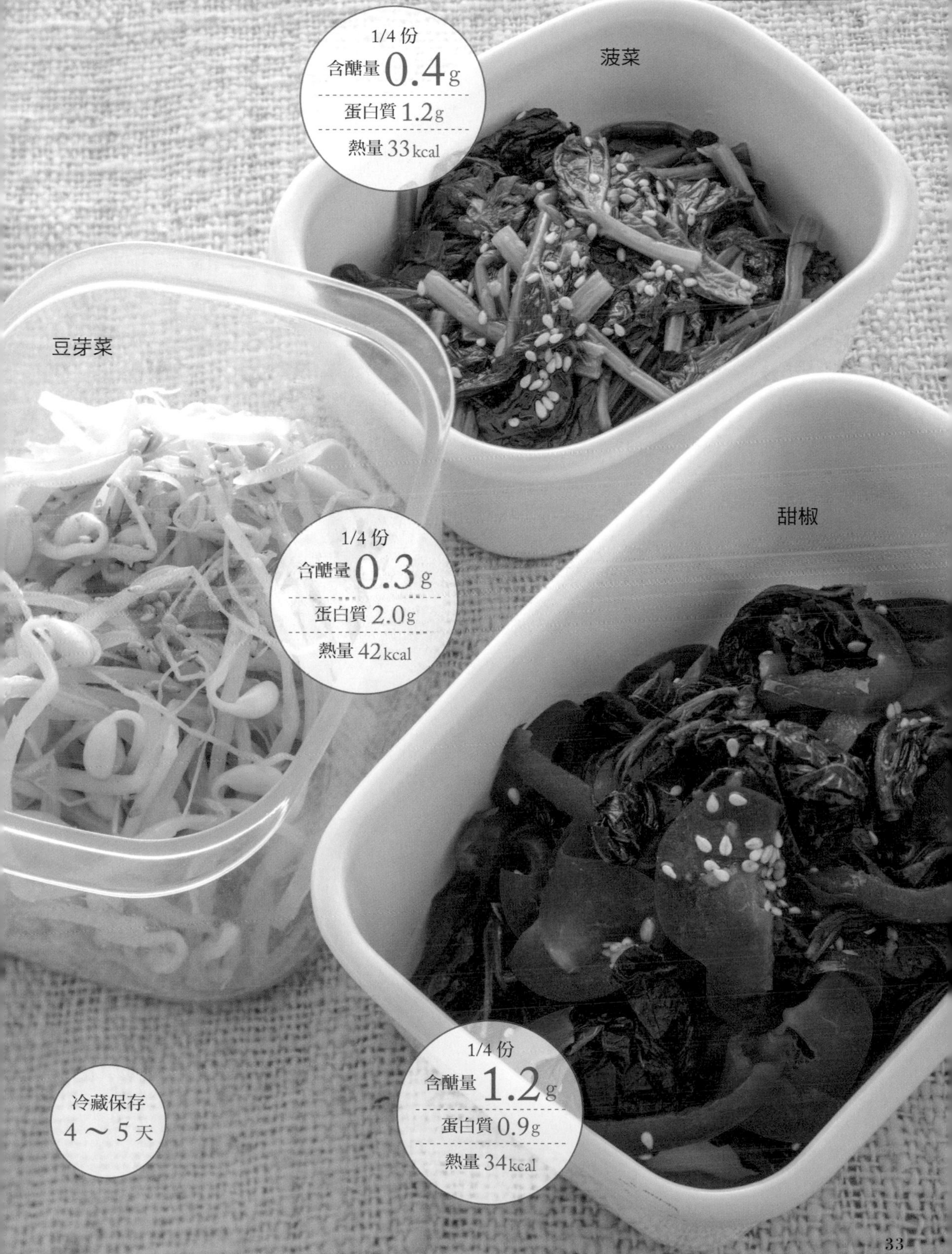

1/4 份

含醣量 0.4g

蛋白質 1.2g

熱量 33kcal

菠菜

豆芽菜

1/4 份

含醣量 0.3g

蛋白質 2.0g

熱量 42kcal

甜椒

冷藏保存
4 ～ 5 天

1/4 份

含醣量 1.2g

蛋白質 0.9g

熱量 34kcal

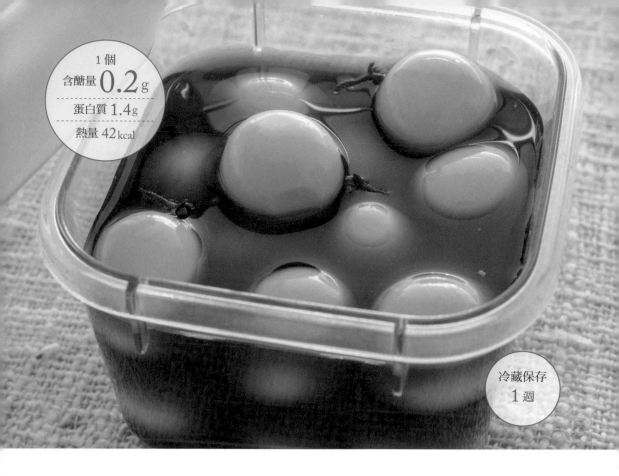

1 個
含醣量 **0.2** g
蛋白質 1.4g
熱量 42kcal

冷藏保存
1 週

適合邊走邊吃的解饞鹹點

香滷鵪鶉蛋

**營養師的
瘦身小知識**

**丁香是減醣常備菜
的必備香料**

丁香的特色是有一
種刺激性香料的芬
芳，還有類似香草
的氣味，就算不加
糖也能吃到甜味。

材 料（適量）

鵪鶉蛋…20 顆
醬油…2 大匙
丁香…5 根

作 法

1 將鵪鶉蛋水煮去殼（直接用市售的
　水煮鵪鶉蛋也行）。
2 在小鍋子裡倒入醬油、2/3 杯的
　水、丁香和鵪鶉蛋，加熱至沸騰。
　放進保存容器中冷卻，加蓋後先在
　冰箱裡放一晚。

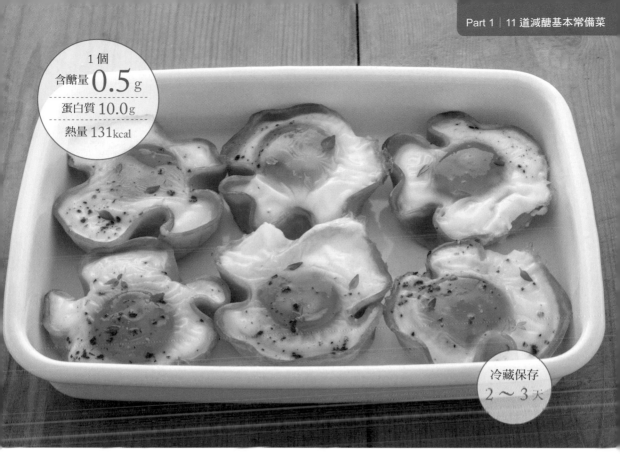

1個
含醣量 **0.5** g
蛋白質 **10.0** g
熱量 **131** kcal

冷藏保存
2～3 天

當早餐或便當菜都營養滿分
雞蛋火腿派

材料（6顆的分量）

雞蛋 … 6 顆
火腿 … 6 片
菠菜 … 30g
披薩用起司 … 30g
鹽、粗粒黑胡椒、乾
燥百里香 … 少許
椰子油（沒有就改用
橄欖油）… 適量

作法

1　在蛋糕杯內側塗抹椰子油。
2　菠菜川燙後瀝乾，切成 3cm 長度。
3　將火腿放在蛋糕杯中，依序加入 1/6 準備分量的起司、菠菜，再打入雞蛋。
4　用烤麵包機或預熱到 170 度的烤箱，烘烤 15 分鐘左右。
5　取出杯中菜色，灑上鹽、胡椒、百里香。

常備菜的訣竅

**用蛋糕杯做成
迷你派，保存方便**

用製作甜點的蛋糕杯，大小剛剛好，沒有的話用小塑膠杯或小陶瓷杯也行。

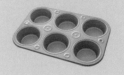

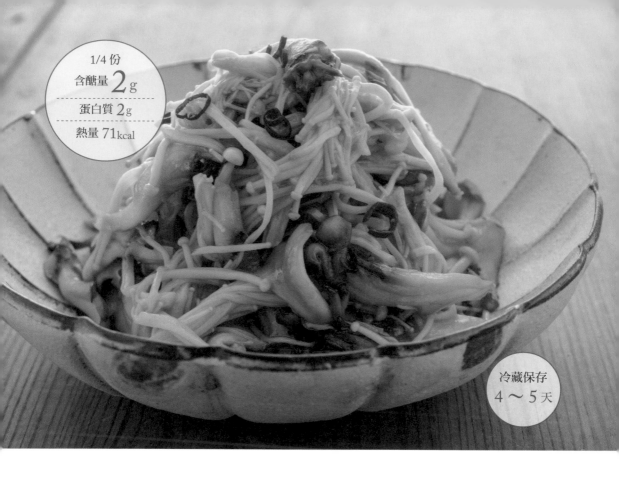

1/4 份
含醣量 **2**g
蛋白質 2g
熱量 71kcal

冷藏保存
4 ～ 5 天

食物纖維豐富，有益改善便祕

蒜味金針菇麵

材 料（適量）

金針菇 … 200g
灰樹花 … 80g
大蒜 … 1 瓣
切絲的紅辣椒 … 少許
鹽、胡椒 … 少許
橄欖油 … 2 大匙

作 法

1 金針菇切成一半的長度，灰樹花剝
　開，大蒜切碎。
2 將大蒜、橄欖油、辣椒放進平底鍋
　以文火加熱，爆出香味後放入金針
　菇和灰樹花，再用鹽、胡椒調味。

營養師的
瘦身小知識

**菇類的食物纖維
非常豐富！**

便祕是減肥的大敵，
腸內益菌需要食物
纖維，利用菇類來
整治腸內環境。

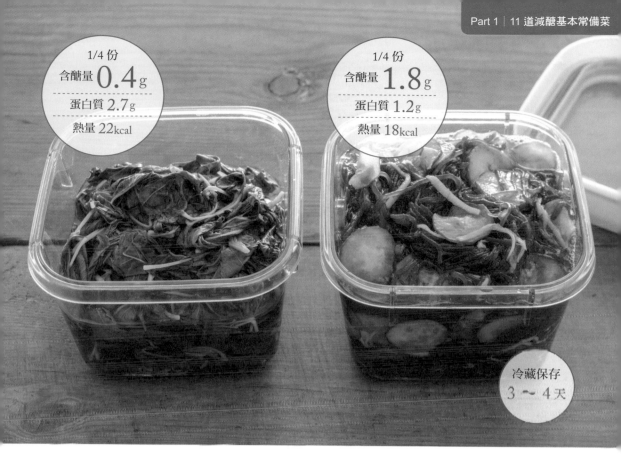

1/4 份
含醣量 **0.4**g
蛋白質 2.7g
熱量 22kcal

1/4 份
含醣量 **1.8**g
蛋白質 1.2g
熱量 18kcal

冷藏保存
3 ～ 4 天

用柴魚高湯調味
黃麻菜冷盤

海藻是減醣常備菜的首選
醋醃水雲

材 料（適量）

黃麻菜 … 200g

A ｜ 醬油 … 1/2 大匙
｜ 高湯 … 120ml

作 法

1 以添加少許鹽分（額外的分量）
的熱水川燙黃麻菜，撈起來後
放至冷卻。

2 瀝除多餘水分，切成 5cm 長，
和 A 湯汁一起放進保存容器裡
30 分鐘。

材 料（適量）

沖繩水雲 … 250g　小黃瓜 … 1 根
生薑 … 20g　　　鹽 … 1 小匙
醋 … 3 大匙　　　醬油 … 2 大匙

作 法

1 在水龍頭下沖洗水雲，切成方便食
用的長度後，瀝除多餘的水分。

2 小黃瓜切成薄片，以食鹽搓揉入
味，直至質地變軟，並瀝除多餘的
水分，生薑記得切絲。

3 之後把 **1** 和 **2** 的食物，連同醋和醬
油放入碗中攪拌。

營養師的
瘦身小知識

**海藻的黏稠口感，
能維持血糖值**

黏稠的成分又叫
黏液素，有助抑
制血糖上升、預
防肥胖。納豆、
秋葵、滑菇都有
相同的物質。

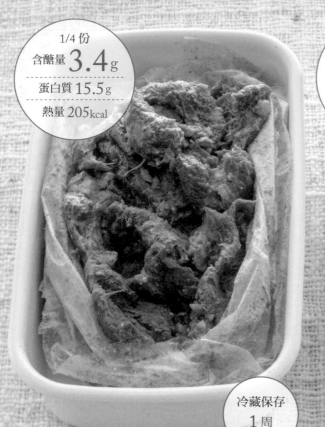

1/4 份
含醣量 **3.4** g
蛋白質 15.5 g
熱量 205 kcal

1/2 片
含醣量 **1.1** g
蛋白質 14.2 g
熱量 71 kcal

冷藏保存
1 周

冷藏保存
2 ～ 4 天

口感鮮嫩、香氣馥郁

茴香羊肉

材料（適量）

薄片羊肉 … 300g　　　切碎的大蒜 … 1 瓣
鹽、胡椒 … 少許　　　醬油 … 1 小匙
A｜椰奶 … 4 大匙　　　咖哩粉 … 2 大匙
　｜茴香種子 … 少許　　可可粉 … 少許

作 法

1 羊肉灑上大蒜、鹽、胡椒、醬油。
2 將 A 放入有拉鍊的保鮮袋，再把 **1** 的羊
　肉放入袋中搓揉入味。完成後放入冰箱
　半小時到 1 小時。

調理方便的單品沙拉

風味醃鮪魚片

材料（適量）

生鮪魚片 … 2 大片（約 200g）
A｜醬油 … 2 大匙
　｜昆布、香菇乾貨、柴魚片
　　　… 磨成粉末後，各取 1/2 小匙
（關於乾貨的粉末，詳情請參照 P20）

作 法

將 A 放入有拉鍊的保鮮袋，或是保存容器
裡攪拌，再把鮪魚肉放入其中搓揉入味。
完成後放入冰箱半小時到 1 小時。

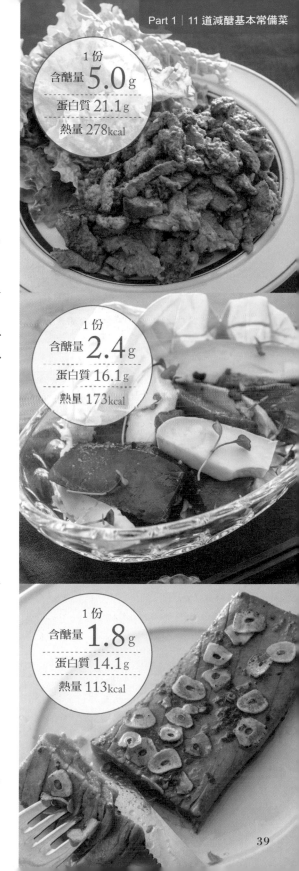

1 份
含醣量 **5.0**g
蛋白質 21.1g
熱量 278kcal

1 份
含醣量 **2.4**g
蛋白質 16.1g
熱量 173kcal

1 份
含醣量 **1.8**g
蛋白質 14.1g
熱量 113kcal

應用食譜 ❶ 茴香羊肉
椰汁咖哩炒羊肉

材料（2 人份）

茴香羊肉 … 200g

紅葉萵苣 … 60g

橄欖油 … 2 大匙

作法

1 用平底鍋加熱橄欖油後，將茴香羊肉炒到肉質變色。

2 和紅葉萵苣一起擺盤。

應用食譜 ❷ 醃鮪魚
醃鮪魚佐酪梨沙拉

材料（2 人份）

醃鮪魚片 … 1 大片（約 100g）

酪梨 … 1/2 顆

萵苣、青花菜芽 … 適量

A｜醬油、醋、亞麻仁油（沒有就用麻油代替）
　　 … 各 1 小匙

作法

1 醃鮪魚片和酪梨，各切成 5mm 厚。

2 在盤中放入萵苣和 1 的食物，淋上調製好的醬汁 A，
　 最後灑上青花菜芽。

應用食譜 ❸ 醃鮪魚
炙燒蒜味鮪魚排

材料（2 人份）

醃鮪魚片 … 1 大片（約 100g）

切碎的大蒜 … 1 瓣的分量

橄欖油 … 2 小匙

作法

1 將大蒜、橄欖油放入平底鍋加熱，爆出香氣後放入
　 鮪魚片，稍微煎熟表面即可起鍋。

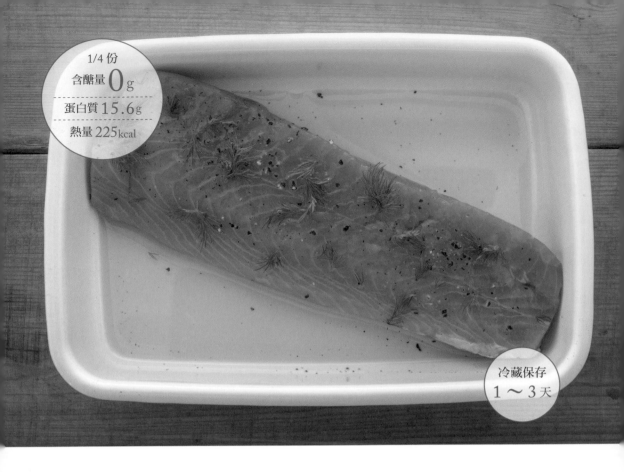

1/4 份
含醣量 0g
蛋白質 15.6g
熱量 225kcal

冷藏保存
1 ～ 3 天

美肌煥膚、有效阻斷油脂

油漬鮭魚

材料（適量）

鮭魚 … 300g
鹽 … 1/2 小匙
粗粒黑胡椒 … 少許
蒔蘿 … 適量
橄欖油 … 2 大匙

作法

1 鮭魚灑上鹽和胡椒。
2 放入保存容器中、添加橄欖油，灑上蒔蘿後，加蓋冷藏半天左右。

營養師的
瘦身小知識

超市中的快瘦食材
鮭魚有豐富的 EPA 和 DHA 等不飽和脂肪酸，可以抑制人體吸收血液中的中性脂肪。

蛋白質豐富，確實補足營養素

牛肉炒獅子唐青椒

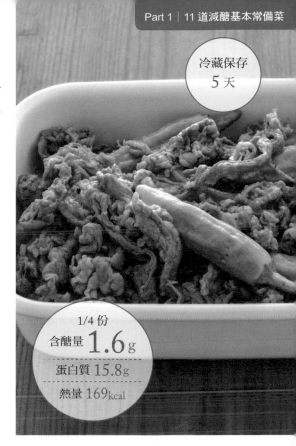

冷藏保存
5 天

1/4 份
含醣量 **1.6**g
蛋白質 15.8g
熱量 169kcal

材料（適量）

牛肉片 … 300g　　　獅子唐青椒 … 60g
切碎的大蒜 … 1 瓣　　鹽、胡椒 … 少許
白葡萄酒 … 1 大匙　　醋 … 1 小匙
橄欖油 … 1 大匙
A　醬油 … 2 小匙
　　昆布、香菇乾貨、柴魚片
　　… 磨成粉末後，各取 2 小撮。

（關於乾貨的粉末，詳情請參照 P20）

作法

1 牛肉灑上鹽、胡椒、葡萄酒後，放置 30 分鐘，將
　獅子唐青椒切開。

2 以平底鍋加熱橄欖油，倒入蒜泥。爆出香味後，放
　入牛肉和獅子唐青椒快炒；再用攪拌均勻的 A 調味，
　灑入一點醋。

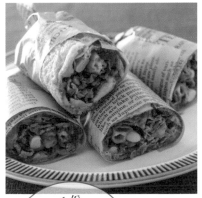

1 份
含醣量 **3.4**g
蛋白質 17.6g
熱量 314kcal

應用食譜：牛肉炒獅子唐青椒

腐皮高纖牛肉捲

材料（2 人份）

牛肉炒獅子唐青椒 … 100g
腐皮 … 2 片
披薩用的起司 … 2 大匙
紅葉萵苣 … 1 片
水煮大豆 … 適量
牛至（乾燥的）… 少許
A　小蕃茄 … 3 顆
　　橄欖油 … 1 大匙
　　切碎的大蒜 … 1 瓣
　　辣椒 … 少許

作法

1 用平底鍋加熱 A 的大蒜
　和橄欖油，放入小蕃茄和
　辣椒，煮成黏稠的醬汁。

2 將腐皮切開，攤成正方
　形，內側朝上。塗抹 1 的
　醬汁後灑上起司，蓋上
　平底鍋的鍋蓋，悶煮至
　微焦，接著再煮一片。

3 將等量的萵苣、牛肉炒
　獅子唐青椒、大豆、牛
　至依序擺上腐皮，捲起
　來即可食用。

做好料理後，如何維持風味？
常備料理的四大基本原則

　　事先調理一定分量的料理，可以連續享用好幾天，但保存方法絕對會影響食物的鮮度和味道，請各位一定要注意保存常備菜的衛生。

消毒保存容器

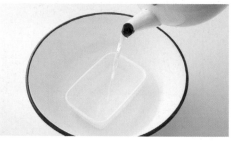

　　冷藏或冷凍保存時，最需要注意的是保存容器的清潔。保存容器先用具有殺菌作用的清潔劑洗淨，耐熱性的保存容器不妨用沸水消毒。之後用廚房紙巾擦拭當中的水分，倒過來放在乾淨的抹布上，放至乾燥。沒有耐熱功效的保存容器，用清潔劑洗過後，以稍熱的溫水洗淨即可。拿消毒用的酒精擦拭也可以。

用筷子或湯匙分裝

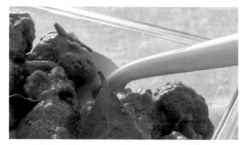

　　將料理裝入保存容器時，最好使用清洗乾淨的筷子或湯匙分裝。千萬不要用手抓，或是拿用過的筷子。便當裝盤的時候也要留意清潔。抹布上也有細菌，擦拭筷子請用廚房紙巾。

冷卻後再保存

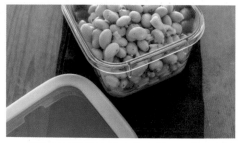

　　保存時要等待食物完全冷卻，再放進冰箱或冷凍庫。在溫熱的狀態下放進去，其他食物容易壞掉。另外，在餘熱未散時蓋上蓋子，食物難以冷卻，保存容器內部或蓋子上會產生水滴，非常不衛生。保存容器放在網狀物上面，可以增加冷卻速度。

在標籤上註明料理名稱與日期

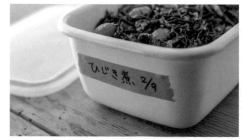

　　食物裝入保存容器後，貼上標籤註明料理名稱和製作日期。這樣可以掌握保存天數，不用打開容器就能知道當中的菜色了。尤其在冷凍時，容器變白不易看清內容物，很適合使用這個方法。再者，如此一來也能縮短打開冰箱的時間。標籤用易於撕除的比較方便。

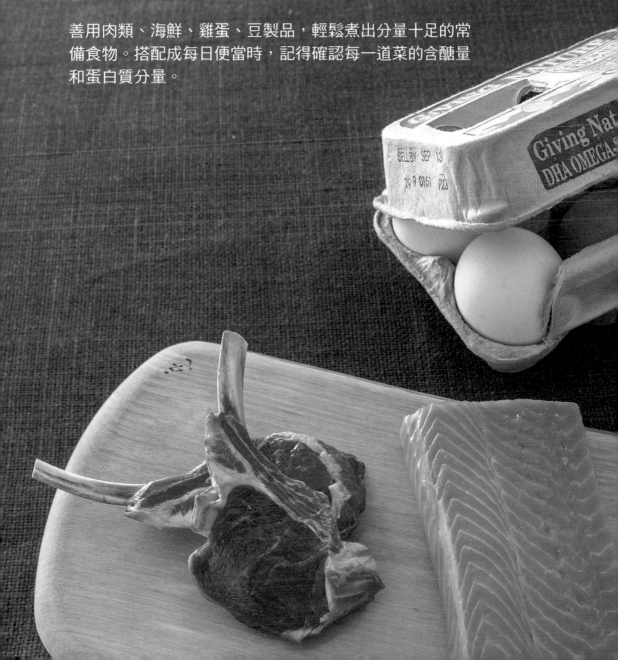

絕不讓你挨餓！
大快朵頤的豐富主菜

善用肉類、海鮮、雞蛋、豆製品，輕鬆煮出分量十足的常備食物。搭配成每日便當時，記得確認每一道菜的含醣量和蛋白質分量。

6 大類常見肉品、18 個部位的含醣量與蛋白質量大公開！

　　同樣都是「肉」，種類卻各有不同。即便是同種類的肉，不同部位的含醣量和蛋白質含量也不一樣。選擇低脂的紅肉，是減肥成功的捷徑。

※ 以下標示為每 100g 的肉品含醣量與蛋白質含量。

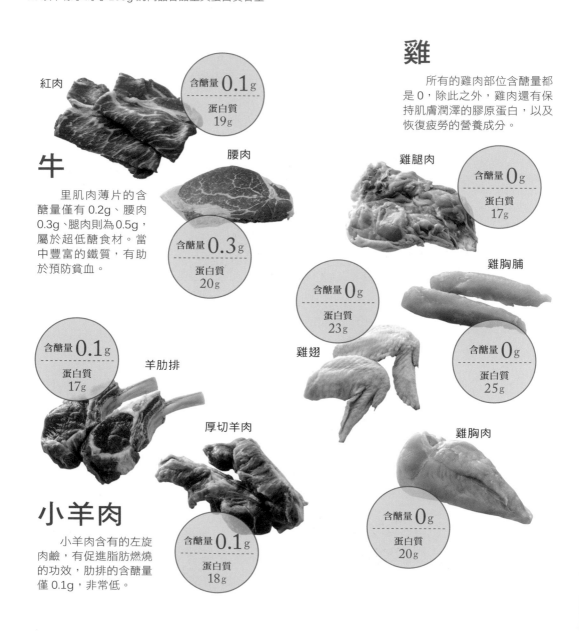

雞

　　所有的雞肉部位含醣量都是 0，除此之外，雞肉還有保持肌膚潤澤的膠原蛋白，以及恢復疲勞的營養成分。

紅肉

含醣量 0.1 g
蛋白質 19g

牛

　　里肌肉薄片的含醣量僅有 0.2g、腰肉 0.3g、腿肉則為 0.5g，屬於超低醣食材。當中豐富的鐵質，有助於預防貧血。

腰肉

含醣量 0.3 g
蛋白質 20g

雞腿肉

含醣量 0 g
蛋白質 17g

雞胸脯

含醣量 0 g
蛋白質 23g

含醣量 0 g
蛋白質 25g

雞翅

羊肋排

含醣量 0.1 g
蛋白質 17g

厚切羊肉

含醣量 0.1 g
蛋白質 18g

雞胸肉

含醣量 0 g
蛋白質 20g

小羊肉

　　小羊肉含有的左旋肉鹼，有促進脂肪燃燒的功效，肋排的含醣量僅 0.1g，非常低。

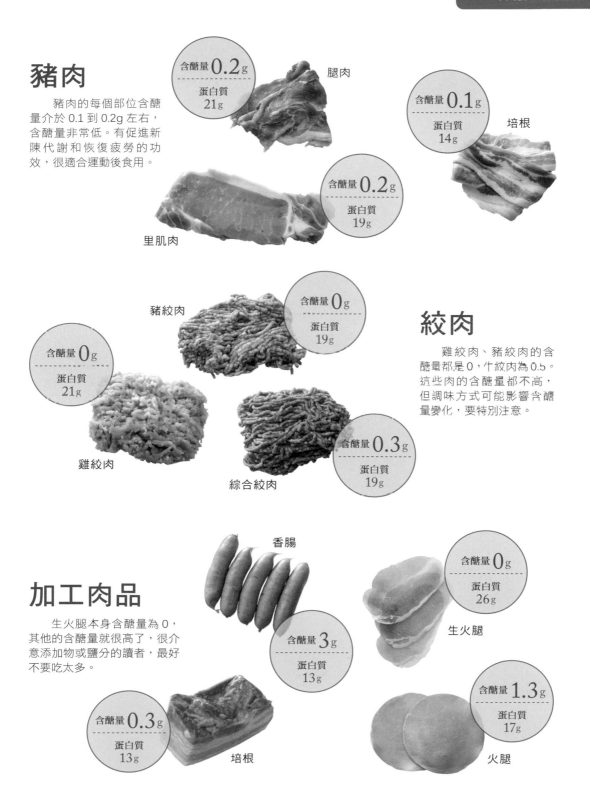

豬肉

豬肉的每個部位含醣量介於 0.1 到 0.2g 左右，含醣量非常低。有促進新陳代謝和恢復疲勞的功效，很適合運動後食用。

含醣量 0.2g
蛋白質 21g
腿肉

含醣量 0.1g
蛋白質 14g
培根

含醣量 0.2g
蛋白質 19g

里肌肉

絞肉

雞絞肉、豬絞肉的含醣量都是 0，牛絞肉為 0.5。這些肉的含醣量都不高，但調味方式可能影響含醣量變化，要特別注意。

豬絞肉

含醣量 0g
蛋白質 19g

含醣量 0g
蛋白質 21g

雞絞肉

含醣量 0.3g
蛋白質 19g

綜合絞肉

加工肉品

生火腿本身含醣量為 0，其他的含醣量就很高了，很介意添加物或鹽分的讀者，最好不要吃太多。

香腸

含醣量 0g
蛋白質 26g
生火腿

含醣量 3g
蛋白質 13g

含醣量 1.3g
蛋白質 17g
火腿

含醣量 0.3g
蛋白質 13g
培根

45

雞肉

1/2 份
含醣量 **0.1** g
蛋白質 33.5 g
熱量 165kcal

冷藏保存
4～5 天

使用微波爐，就能輕鬆烹調減醣主食

白酒清蒸雞胸肉

材料（適量）

去皮雞胸肉 … 2 塊（約 600g）
鹽 … 1 又 1/2 小匙
白葡萄酒 … 1 大匙

作法

1 在雞肉上灑鹽，放入耐熱容器中。
2 淋上白葡萄酒後，包在保鮮膜之中，放入微波爐加熱 5 分鐘左右。確認雞肉是否有蒸熟，沒有的話就繼續觀察加熱。

常備菜的訣竅

包上保鮮膜好好保存

調理步驟繁複的酒蒸雞胸料理，只要用微波爐即可輕鬆完成。避免雞肉乾掉的小訣竅，可以將調理好的雞肉裝入保存容器後，

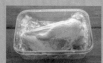

封上保鮮膜，再蓋上蓋子。

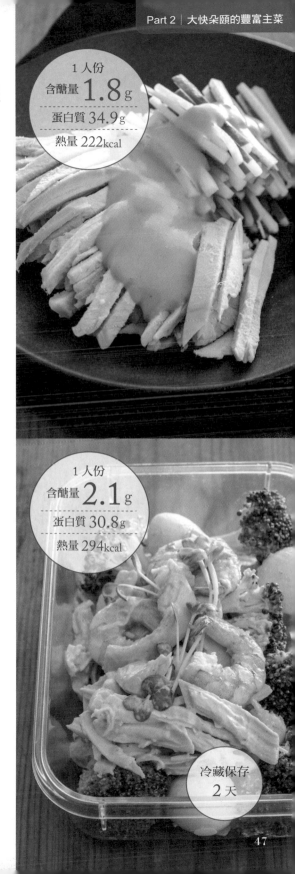

1 人份
含醣量 **1.8** g
蛋白質 34.9g
熱量 222kcal

應用食譜 **1** 自製無醣風味調味醬

雞肉黃瓜絲佐麻醬

材料（2 人份）

蒸雞胸肉 … 1 塊

小黃瓜 … 1 根

麻醬 … 適量

（作法請參照 P.102）

作法

1 將蒸雞肉切成 1cm 厚的條狀，小黃瓜也要切絲。

2 切好的雞肉絲和小黃瓜絲放在盤子上，再淋上麻醬。

---

1 人份
含醣量 **2.1** g
蛋白質 30.8g
熱量 294kcal

應用食譜 **2** 補足一日所需蛋白質

雞肉蝦仁蛋沙拉

材料（2 人份）

蒸雞胸肉 … 150g	A 美乃滋 … 2 大匙
水煮蝦仁 … 10 尾	蕃茄糊 … 1/2 大匙
水煮鵪鶉蛋 … 8 顆	檸檬汁 … 1 小匙
青花菜 … 6 小朵	辣椒粉 … 少許
起司粉 … 適量	
芽菜 … 適量	

作法

1 把蒸雞胸肉撕成適口大小，再以添加少許鹽分（額外的分量）的熱水，川燙青花菜。

2 將 A 的各項材料攪拌均勻，做成綜合醬汁。

3 蒸雞、蝦仁、鵪鶉蛋、青花菜、起司、醬汁放入器皿中攪拌，灑上芽菜。

冷藏保存
2 天

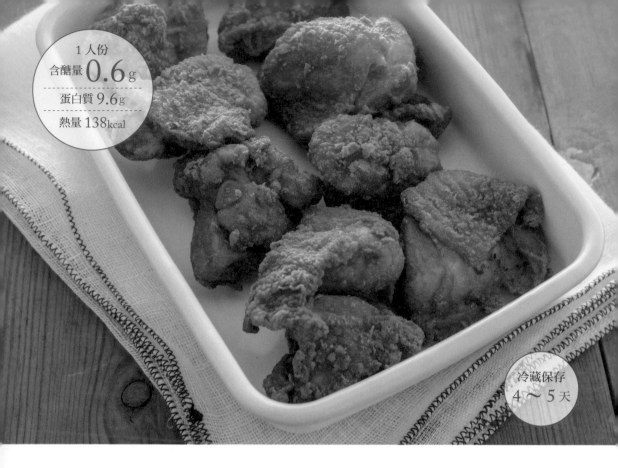

1 人份
含醣量 **0.6** g

蛋白質 9.6 g

熱量 138kcal

冷藏保存
4 ～ 5 天

用芬芳的黃豆粉代替小麥粉

低醣炸雞塊

材料（適量 · 成品約 10 塊）

雞腿肉 … 2 小塊（500g）

蛋白 … 1 顆分

黃豆粉 … 4 大匙

油炸用油品 … 適量

A ｜ 鹽 … 1 小匙

｜ 醬油 … 1 大匙

｜ 生薑泥 … 1/2 小匙

作法

1 雞肉切成一口大小，泡在 A 中
搓揉入味，放置 3 小時左右。

2 將 **1** 的雞肉泡進打鬆的蛋白後
搓揉入味，再裹上黃豆粉，以
180 度的熱油油炸。

營養師的
瘦身小知識

用黃豆粉當作麵衣

改用黃豆粉代替小
麥粉或太白粉，降
低含醣量，不僅香
氣加倍，味道更是
一級棒。

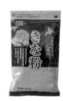

以滑菇增加滑嫩濃稠的口感

白酒燉雞肉

材料（適量）

雞腿肉 … 2 塊	杏鮑菇 … 100g
滑菇 … 50g	鹽、胡椒 … 少許
大蒜 … 1 瓣	辣椒 … 1/2 根
迷迭香 … 1 根	醋 … 2 大匙
白葡萄酒 … 4 大匙	雞湯 … 1 杯
橄欖油 … 1 大匙	

作法

1 雞肉切成一口大小，灑上鹽和胡椒，杏鮑菇也切成一口大小。

2 橄欖油倒入平底鍋加熱，雞肉放入其中兩面煎熟。待雞肉煎出油脂後，加入大蒜、辣椒、迷迭香爆香。接下來，放入杏鮑菇、炒至柔軟後，加入醋調味。熬煮至鍋中湯汁減半，倒入白葡萄酒。待酒精成分蒸發後，加入雞湯和滑菇熬煮。煮熟後放入保存容器放涼即可。

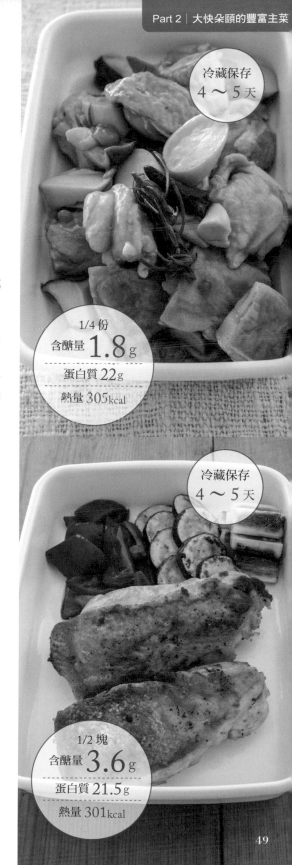

冷藏保存
4 ～ 5 天

1/4 份
含醣量 **1.8** g

蛋白質 22g

熱量 305kcal

口感一流，營養均衡

香煎雞排佐青蔬

材料（適量）

雞腿肉 … 2 塊	紅甜椒 … 1 顆
櫛瓜 … 1 根	蔥 … 1/2 根
柚子胡椒 … 1/2 小匙	橄欖油 … 少許
A｜生薑泥、醬油 … 適量	

作法

1 將柚子胡椒抹在雞肉上，甜椒切成一口大小，櫛瓜切成 5mm 的厚度，蔥切成 5cm 的長度。

2 在平底鍋上加熱橄欖油，將雞肉放在上面，雞皮的部位朝下，蓋上鍋蓋煎煮。等雞皮煎到酥脆，就可起鍋。

3 再用平底鍋拌炒蔬菜，將攪拌均勻的 A 倒進其中調味，煮好後放到雞肉旁，擺好即完成。

冷藏保存
4 ～ 5 天

1/2 塊
含醣量 **3.6** g

蛋白質 21.5g

熱量 301kcal

豬肉

冷藏保存
6 天

用電鍋就能簡單完成

清蒸里肌豬肉

材 料（適量）

豬肩里肌 … 500g
鹽 … 1 小匙

作 法

1 將鹽灑在豬肉上搓揉入味，放入盤中後，連盤一起用保鮮膜包起，在冰箱裡冷藏 12 小時。

2 用保鮮膜包住豬肉，放進電鍋裡面。注入熱水到刻度 3 的位置，以保溫模式加熱 30 分鐘。

3 拿出肉塊，待冷卻後切下要食用的分量，剩下放回冰箱保存。

常備菜的訣竅

在烹煮時，要注意「氣泡」

在燙豬肉的時候，若發現保鮮膜內部產生氣泡，可以用牙籤輕戳個洞，讓空氣跑出來、增加密合度，熱度也更容易擴散到豬肉內部。

應用食譜 ❶ 簡單煮出韓國風味

韓式辣味生菜包肉

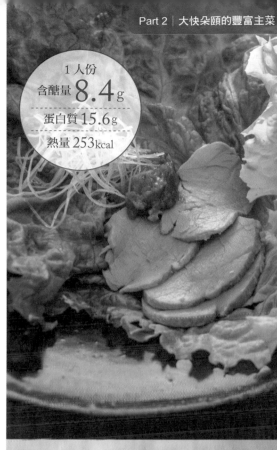

1人份
含醣量 **8.4**g
蛋白質 **15.6**g
熱量 **253**kcal

材料（2人份）

清蒸里肌豬肉 … 150g	A ｜ 味噌 … 3 大匙
蔥 … 少許	｜ 羅漢果萃取物 … 2 小匙
紅葉萵苣 … 適量	｜ 蒜泥 … 1/2 小匙
	｜ 辣油 … 1 小匙
	｜ 水 … 1 小匙

作法

1 將清蒸里肌豬肉切成薄片，蔥取白色的部位切絲，萵苣切成適合捲起豬肉的大小。

2 將 A 攪拌，做出味噌醬汁。

3 加上醬汁，用萵苣包著豬肉吃。

應用食譜 ❷ 適合當點心或前菜

清蒸里肌豬肉起司

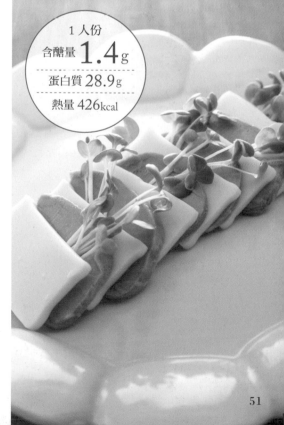

1人份
含醣量 **1.4**g
蛋白質 **28.9**g
熱量 **426**kcal

材料（2人份）

清蒸里肌豬肉 … 150g
起司片 … 8 片
芽菜 … 適量

作法

1 將清蒸里肌豬肉切成薄片。

2 將豬肉、芽菜、起司片夾在一起裝盤。

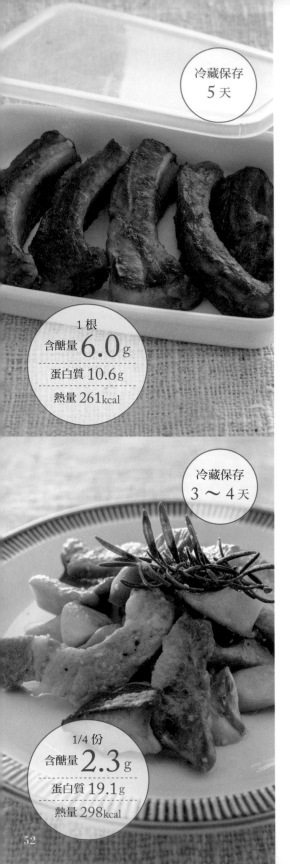

冷藏保存
5 天

1 根
含醣量 **6.0**g
蛋白質 10.6g
熱量 261kcal

善用香料入味，無醣也好吃
醬燒肋排

材料（5 根）

豬肋排 … 500g

A | 魚露（或醬油）… 3 大匙
　 | 羅漢果萃取物 … 2 大匙
　 | 五香粉 … 少許
　 | 蒜泥、生薑泥 … 少許

作法

1 將 A 放入碗中攪拌，再把排骨放入其中搓揉入味。
　封上保鮮膜後，放在冰箱裡一個晚上。
2 以 180 度的烤箱加熱 10 分鐘，塗上醬汁 A 後再烤
　5 分鐘（用平底鍋煎煮也行）。

冷藏保存
3～4 天

1/4 份
含醣量 **2.3**g
蛋白質 19.1g
熱量 298kcal

加入菇類，更添飽足感
迷迭香豬肉杏鮑菇

材料（適量）

豬肩里肌（5mm 厚的）… 400g

杏鮑菇 … 200g　　　鹽、黑胡椒 … 適量
迷迭香 … 2 根　　　大蒜 … 2 瓣
橄欖油 … 適量　　　起司粉 … 適量

作法

1 豬肉切成 1.5cm 寬，灑上少許鹽和胡椒。杏鮑菇切
　成適口大小，大蒜切薄片。
2 平底鍋加熱橄欖油和大蒜，放入豬肉和迷迭香烹調。
3 豬肉表面煮熟後，加入杏鮑菇快炒，灑上鹽和胡椒
　調味，最後加進起司粉。

用秋葵取代太白粉，增加濃稠感

醋溜里肌豬肉

材料（適量）

豬肩里肌塊 … 400g
杏鮑菇 … 1 根
青椒 … 2 顆
紅甜椒 … 1 顆
秋葵 … 6 根
鹽 … 1 小匙（4g）
大蒜、生薑 … 各 1 片

沙拉油 … 1 小匙
A ｜ 醬油、蘋果醋
　　 … 各 2 大匙
　　蕃茄罐頭（切好的）
　　 … 1/4 杯
　　雞湯 … 1 又 1/4 杯
　　麻油 … 1/2 小匙

作法

1　在豬肉上灑鹽，杏鮑菇切成厚片。青椒、甜椒去蒂
　　去梗，切成一口大小。秋葵切成薄片，大蒜和生薑
　　切成碎末，將 A 攪拌均勻。

2　用平底鍋加熱沙拉油，快炒大蒜和生薑。爆出香氣
　　後加入豬肉快炒，接著依序加入杏鮑菇、青椒、甜
　　椒快炒，再倒入 A 悶煮。最後加入秋葵一同快炒。

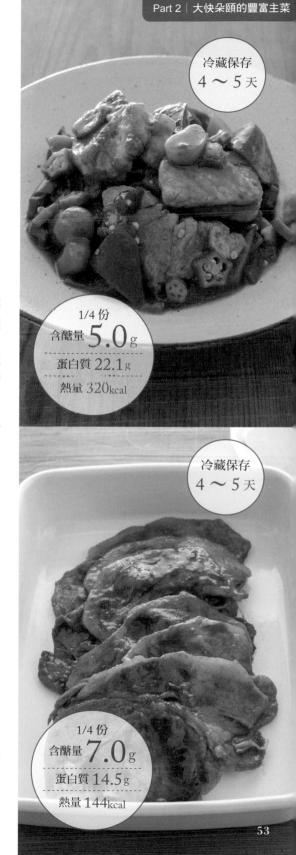

冷藏保存
4 ～ 5 天

1/4 份
含醣量 **5.0**g
蛋白質 22.1g
熱量 320kcal

用零含醣的滑菇醬調味

薑燒豬肉

材料（適量）

豬肉薄片 … 250g
沙拉油 … 適量
A ｜ 醬油、水 … 各 3 大匙
　　羅漢果萃取物
　　 … 1 又 1/2 大匙
　　生薑泥 … 2 小匙

滑菇醬 ｜ 滑菇 … 100g
　　　　雞湯 … 1/4 杯
　　　　（煮清淡一點）

作法

1　將 A 攪拌均勻，浸泡豬肉 5 分鐘左右。

2　將滑菇和雞湯放入果汁機攪拌，做成滑菇醬。

3　用平底鍋加熱沙拉油，將豬肉熱炒 1 分鐘左右後取
　　出。A 和滑菇醬放入鍋中悶煮，待煮出黏性後，把
　　肉放回鍋內烹調煮熟即可。

冷藏保存
4 ～ 5 天

1/4 份
含醣量 **7.0**g
蛋白質 14.5g
熱量 144kcal

牛肉

補給鐵質的最佳主菜

烤牛肉

材料（適量）

牛腿肉 … 400g	大蒜 … 1 瓣
月桂葉 … 1 片	鹽 … 1 小匙（4g）
黑胡椒 … 1/4 小匙	橄欖油 … 1 小匙

作法

1　在牛肉上灑鹽，搓揉入味，放置於常溫下2個小時。
2　將牛肉放入電鍋中，熱水注入到刻度3的位置，用保溫模式加熱40分鐘左右。
3　拿出肉塊瀝乾水分，灑上胡椒。
4　將橄欖油倒在平底鍋上，用大火加熱，將牛肉表面煎熟。肉開始煎之後，加入蒜末和月桂葉，等肉塊微焦後拿出平底鍋，用鋁箔紙包住整塊牛肉，放置5分鐘左右。即可保存或做成其他料理。

1/4 份
含醣量 **0.9** g
蛋白質 20g
熱量 221kcal

冷藏保存
3 天

應用食譜 **❶** 搭配大量蔬菜的均衡料理

和風牛肉沙拉

材 料（2 人份）

烤牛肉 … 200g

茼蒿 … 適量

蘘荷 … 1 顆

A ｜ 芥末、醬油 … 各 1 小匙
　｜ 醋 … 2 小匙

作 法

1　將烤牛肉切成薄片，茼蒿切成適口大小，蘘荷切成小塊。A 攪拌均勻後，製作芥末醬汁。

2　在盤子上擺放茼蒿和牛肉，灑上 A 的芥末醬汁，最後放上蘘荷。

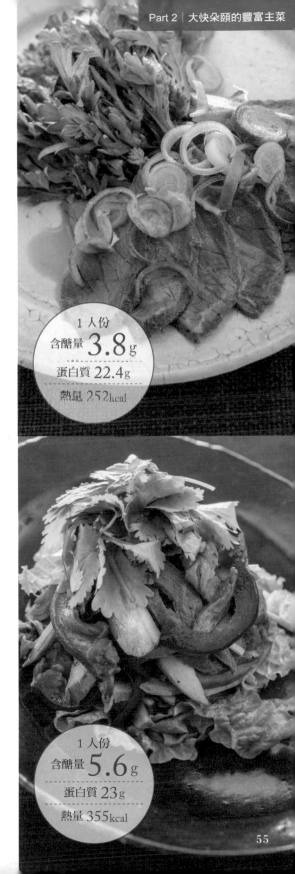

1 人份
含醣量 **3.8**g
蛋白質 22.4g
熱量 252kcal

應用食譜 **❷** 魚露配辣油引出絕佳風味

烤牛肉香菜沙拉

材 料（2 人份）

烤牛肉 … 200g

小黃瓜 … 2 根

紅甜椒 … 1/2 顆

香菜 … 1 束

綠葉萵苣 … 適量

A ｜ 魚露 … 1/2 小匙
　｜ 橄欖油 … 2 小匙
　｜ 辣油 … 2 滴

作 法

1　將烤牛肉、甜椒、小黃瓜切成薄片，香菜也切碎；將 A 的材料攪拌均勻。

2　在碗中放入牛肉、小黃瓜、甜椒，以及調製好的 A 一起攪拌。

3　將撕碎的綠葉萵苣鋪在盤中，再把 **2** 放入其中，最後擺上香菜。

1 人份
含醣量 **5.6**g
蛋白質 23g
熱量 355kcal

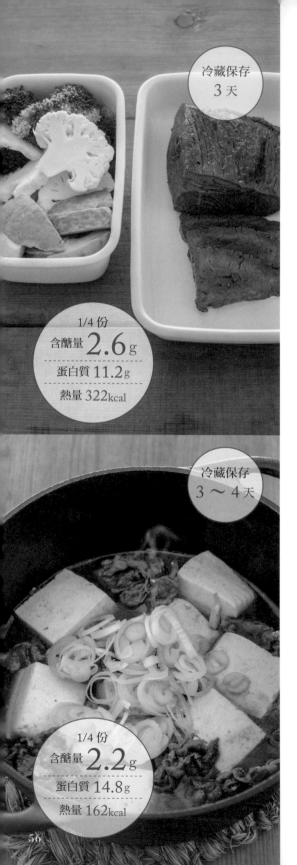

冷藏保存
3 天

1/4 份
含醣量 **2.6** g
蛋白質 11.2 g
熱量 322kcal

享受多變的調理方式
義式牛肉片

材 料（適量）

牛里肌肉塊 … 200g　　花椰菜 … 100g
青花菜 … 100g　　　　酪梨 … 1 顆
鹽、胡椒 … 少許　　　檸檬汁 … 1/4 顆的分量
橄欖油 … 適量　　　　喜歡的醬汁 … 適量
　　　　　　　　　　（請參考 P104）

作 法

1　牛肉灑上鹽和胡椒，用平底鍋加熱橄欖油。肉塊放入平底鍋後，每 20 秒翻一次，煎煮 5 分鐘左右，接著將肉起鍋、用鋁箔紙包裹，放置 5 分鐘。
2　青花菜撕成小朵，用鹽水川燙。生的花椰菜直接切成薄片，酪梨切成一口大小，淋上檸檬汁調味。
3　將 1 的牛肉切下要吃的分量，搭配蔬菜和自己喜歡的醬汁食用，我個人推薦義式香蒜醬汁。

冷藏保存
3 ～ 4 天

1/4 份
含醣量 **2.2** g
蛋白質 14.8 g
熱量 162kcal

補足一日蛋白質的強力菜色
牛肉豆腐鍋

材 料（適量）

牛肉薄片 … 200g　　　A　｜ 醬油 … 2 大匙
板豆腐 … 300g　　　　　｜ 羅漢果萃取物 … 2 大匙
切成薄片的蔥 … 適量　　｜ 高湯 … 3/4 杯
麻油 … 1 小匙

作 法

1　將麻油倒進鍋內加熱，快炒牛肉，再將 A 放入熬煮。
2　放入切成 3cm 左右的豆腐塊，煮到入味為止，要吃之前灑上蔥。

常備菜的訣竅
要吃的時候重新加熱，再灑上蔥　放進保存容器，等冷卻後蓋上蓋子放進冰箱。要吃的時候用微波爐或鍋子加溫，屆時灑上蔥再吃，別有一番風味，灑上七味粉也不錯。

用蒟蒻絲代替冬粉

牛肉蒟蒻絲

材料（適量）

牛肉薄片 … 150g	A 醬油 … 2 小匙
紅甜椒 … 1/2 顆	羅漢果萃取物 … 1 小匙
小松菜 … 2 把	B 醬油 … 1 大匙
香菇 … 4 朵	蒜泥 … 1/2 小匙
蒟蒻絲 … 300g	即溶高湯顆粒 … 1 小匙
麻油 … 2 小匙	白芝麻 … 2 小匙
白芝麻 … 適量	

作法

1 牛肉切成細條狀，甜椒和香菇切成薄片，小松菜切細。蒟蒻絲切成適口大小，去除多餘水分。

2 用平底鍋加熱 1 小匙麻油，快炒牛肉。接著用 A 調味，取出牛肉。

3 再用平底鍋加熱 1 小匙麻油，快炒蔬菜。接著放入蒟蒻絲快炒。

4 放回牛肉，加入 B 熬煮。煮好放入盤中灑上白芝麻。

淋上減醣又美味的自製醬汁

涮牛肉芝麻醬沙拉

材料（適量）

牛肉薄片 … 150g	A 美乃滋 … 2 大匙
白菜 … 3 片	白芝麻糊 … 1 大匙
西洋菜 … 1 把	醬油 … 1 小匙
	水 … 2 小匙

作法

1 將白菜、西洋菜切細。把 A 攪拌均勻，製作成白芝麻醬汁。

2 白菜以煮沸熱水川燙後，瀝除多餘水分，剩下的熱水用來涮牛肉。

3 將白菜、西洋菜、牛肉裝盤，要吃之前淋上醬汁。

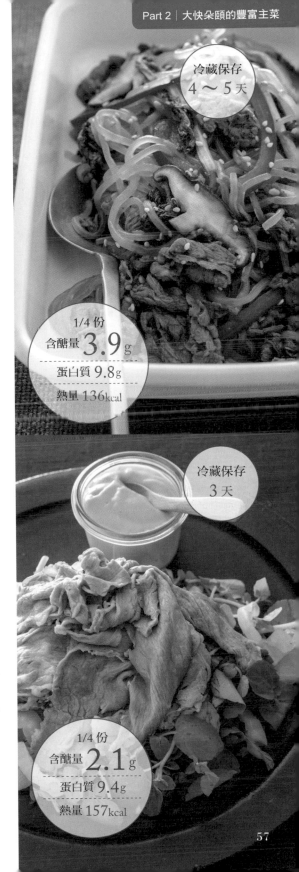

冷藏保存
4 ～ 5 天

1/4 份
含醣量 **3.9** g
蛋白質 9.8g
熱量 136kcal

冷藏保存
3 天

1/4 份
含醣量 **2.1** g
蛋白質 9.4g
熱量 157kcal

57

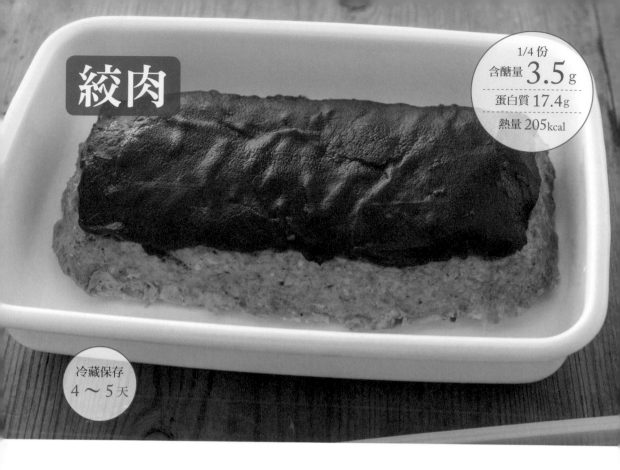

絞肉

1/4 份
含醣量 **3.5**g
蛋白質 **17.4**g
熱量 **205**kcal

冷藏保存
4 〜 5 天

不用麵包粉，也能有原汁美味

濃郁茄汁肉堡

材料（適量）

綜合絞肉 … 300g
白菜 … 2 片（100g）
杏鮑菇 … 100g
雞蛋 … 1 顆
蒜泥 … 1/2 小匙
鹽 … 1 小匙
黑胡椒 … 1/2 小匙
牛至（乾燥的）… 1/2 小匙
A │ 蕃茄糊 … 2 大匙
　 │ 鹽 … 少許
　 │ 水 … 1 小匙

作法

1 將杏鮑菇和白菜切細，放進果汁機裡攪拌。接著加入 1/4 的絞肉，繼續攪拌。

2 剩下的絞肉倒進碗裡，加入鹽後確實攪拌。再把雞蛋、蒜泥、胡椒、牛至、1 的肉塊也加進去攪拌均勻，直至黏稠為止。

3 在砧板上鋪鋁箔紙，將 2 的肉塊捏成長方形。在上方塗抹攪拌均勻的 A 醬料後，放入 180 度的烤箱中 30 分鐘。之後在肉塊中央插入 1 根牙籤，若有透明的肉汁流出來就算完成了。

常備菜的訣竅

**不用調和粉末，
也能做出綿軟口感**

不使用小麥粉或麵包粉，而是將水分充沛的白菜和絞肉丟進果汁機攪拌調和。

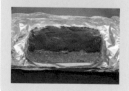

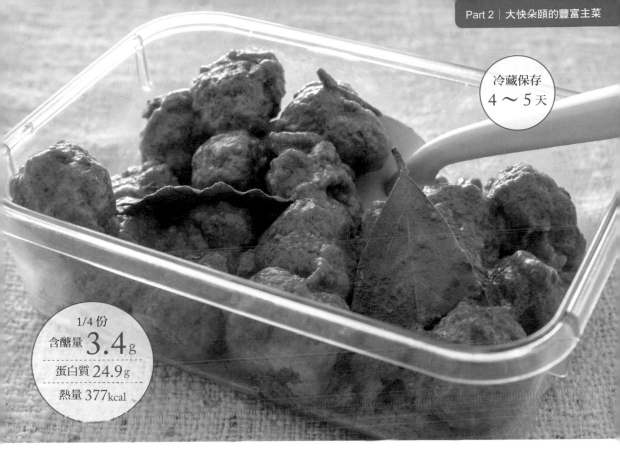

冷藏保存
4～5 天

1/4 份
含醣量 **3.4**g
蛋白質 24.9g
熱量 377kcal

最百搭的便當菜色

肉丸佐蕃茄奶油

材料（適量）

〈肉丸〉

綜合絞肉 … 500g

鹽 … 1 小匙（4g）

生薑泥 … 2 小匙

黑胡椒 … 適量

橄欖油 … 1 大匙

〈蕃茄奶油醬〉

蒜泥 … 2 瓣的分量

月桂葉 … 2 片

蕃茄罐頭（切好的）… 1 杯

鮮奶油 … 1/4 杯

起司粉 … 適量

鹽、黑胡椒 … 適量

作法

1 在碗中倒入絞肉和鹽好好攪拌，接著加入生薑、胡椒、半杯水後，繼續攪拌，攪拌完捏成肉丸的形狀。

2 用平底鍋加熱橄欖油，煎煮肉丸。拿筷子翻轉肉丸，等整顆肉丸煎熟後取出。

3 同樣用平底鍋快炒大蒜和月桂葉，爆出香氣後加入肉丸和蕃茄。熬煮 1 分鐘後，再加入鮮奶油熬煮。之後用鹽和胡椒調味，灑上起司粉即可。

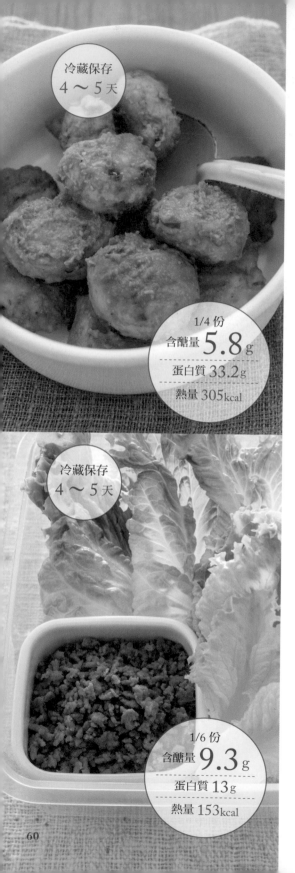

冷藏保存
4～5 天

1/4 份
含醣量 **5.8** g
蛋白質 33.2g
熱量 305kcal

冷藏保存
4～5 天

1/6 份
含醣量 **9.3** g
蛋白質 13g
熱量 153kcal

甜辣交錯的美味

味噌青蔥肉丸

材 料（適量）

雞絞肉 … 600g	A ┃ 味噌 … 3 大匙
切碎的嫩青蔥 … 4 大匙	┃ 羅漢果萃取物 … 1 大匙
生薑泥 … 1 小匙	┃ 水 … 2 小匙
鹽 … 1 小匙	┃ 山椒粉 … 少許
沙拉油 … 適量	

作 法

1 將 A 攪拌均勻。

2 碗裡放入雞絞肉、嫩青蔥、生薑、鹽、1/2 杯水攪拌，捏成比 50 元硬幣稍大一些的平坦圓形。

3 用平底鍋加熱沙拉油，把 2 的肉塊放入鍋中兩面煎煮，再加入 A 醬料熬煮入味。

大片生菜和肉類的最佳組合

萵苣捲雞鬆肉

材 料（適量）

雞絞肉 … 400g	生薑泥 … 1/2 小匙
醬油 … 2 大匙	羅漢果萃取物 … 4 大匙
蘿蔓萵苣 … 適量	

作 法

1 加熱平底鍋，文火慢炒雞絞肉。加入生薑、醬油、羅漢果萃取物熬煮。

2 煮至雞絞肉變成顆粒狀後就可起鍋，用蘿蔓萵苣包住完成的雞鬆肉食用。

常備菜的訣竅

雞鬆肉和蔬菜分開放置保存

兩者放在一起，蘿蔓萵苣容易變爛，分別放在不同保存容器比較好。

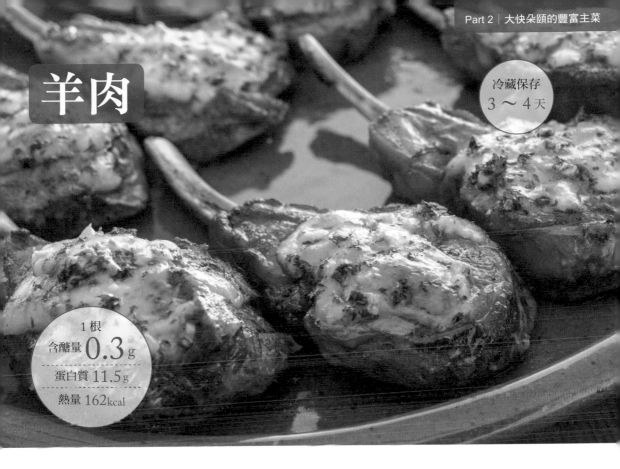

羊肉

冷藏保存
3 ～ 4 天

1 根
含醣量 0.3 g
蛋白質 11.5 g
熱量 162kcal

減醣飲食的最佳食材

香草起司烤小羊肉

材料（8 根）

小羊肋排…8 根
鹽、胡椒…少許
橄欖油…2 小匙
A｜披薩用的起司…6 大匙
　｜起司粉…1 大匙
　｜切碎的大蒜…1 瓣的分量
　｜切碎的香芹…2 大匙
　｜橄欖油…1 小匙

作法

1 小羊肋排灑上鹽和胡椒，用平底鍋加熱橄欖油，迅速煎煮兩面後取出。
2 將 A 攪拌均勻。
3 將等分的 A 塗抹在小羊排上，放入烤箱 5 分鐘，直到起司溶化，發出焦黃的色澤即可。

營養師的
瘦身小知識

**添加起司，
能增加飽足感**

起司等乳製品，很適合用在減醣飲食中。不僅含醣量低，又能補充蛋白質，少量就能帶來相當的飽足感。

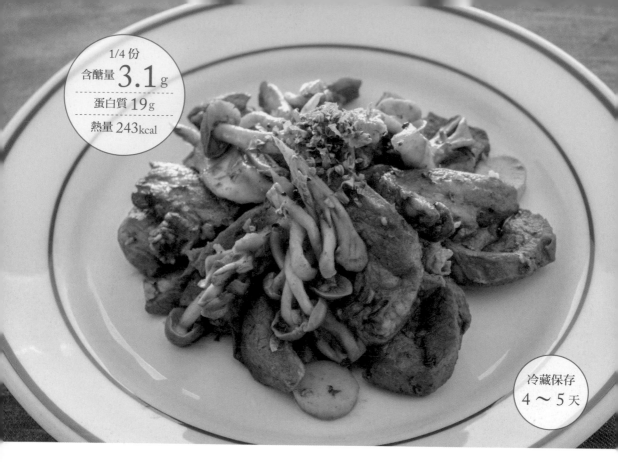

1/4 份
含醣量 **3.1**g
蛋白質 19g
熱量 243kcal

冷藏保存
4 ～ 5 天

辣椒粉增添辛香風味並促進燃脂

墨西哥風羊肉炒菇

材料（適量）

羊肉薄片 … 350g

喜歡的菇類 … 300g

大蒜 … 1 瓣

香芹 … 1 大匙

蕃茄罐頭（切好的）… 1/4 杯

蕃茄糊 … 1 大匙

鹽 … 適量

辣椒粉 … 2 小匙

橄欖油 … 1 大匙

作法

1 小羊肉灑上 1/2 匙的鹽，還有辣椒粉。大蒜和香芹切碎，菇類也切成適口大小。

2 用平底鍋加熱橄欖油，熱炒大蒜。放入小羊肉，正反面均勻煎熟。

3 放入菇類後繼續熱炒，接著加進蕃茄和蕃茄糊繼續熬煮。用鹽稍微調味，最後灑上香芹。

營養師的
瘦身小知識

**蕃茄糊是很棒的
減醣食材**

不要使用含醣量高的蕃茄醬，而是改用生鮮蕃茄汁熬煮的蕃茄糊，裡面濃縮了蕃茄的美味精華。

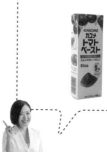

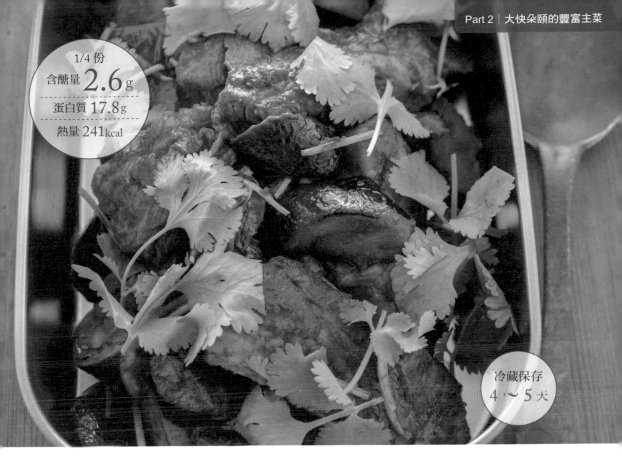

1/4 份
含醣量 **2.6** g
蛋白質 **17.8** g
熱量 **241** kcal

冷藏保存
4～5 天

咖哩粉變身南洋風異國料理

咖哩炒羊肉茄子

材料（適量）

羊肉薄片…350g
茄子…3 顆
蕃茄罐頭（切好的）…1/2 杯
咖哩粉…2 小匙
鹽…適量
香菜…1 把
橄欖油…1 大匙

作法

1　小羊肉灑上 1/2 匙的鹽，還有
　　咖哩粉；茄子切成小塊，香菜
　　切段。
2　用平底鍋加熱橄欖油，先熱炒
　　小羊肉，再放入茄子一起炒。
3　加入蕃茄熬煮，用鹽稍微調
　　味，最後灑上香菜。

營養師的
瘦身小知識

香菜具有排毒效果

香菜的排毒效果非
常好，還可以提升
代謝機能。雖然人
們對於香菜的好惡
很極端，不過香菜
真的很適合搭配風
味特殊的小羊肉。

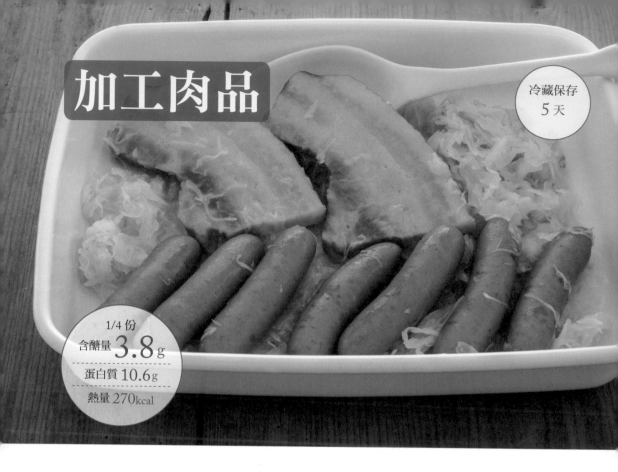

加工肉品

冷藏保存
5 天

1/4 份
含醣量 **3.8** g
蛋白質 10.6g
熱量 270kcal

利用蘋果醋和高麗菜促進消化

厚切培根與臘腸佐酸菜

材料（適量）

臘腸 … 8 根
厚切培根 … 2 片
高麗菜 … 300g
鹽 … 少許
蘋果醋 … 1 大匙
雞湯 … 1 杯
橄欖油 … 1 小匙

作法

1 將高麗菜切碎。

2 用平底鍋加熱橄欖油，放入高麗菜熱炒。灑上鹽和醋，炒到沒有多餘水分。

3 加入雞湯、香腸、培根後，蓋上蓋子，悶煮 10 分鐘左右，直到鍋中沒有多餘水分即算完成。

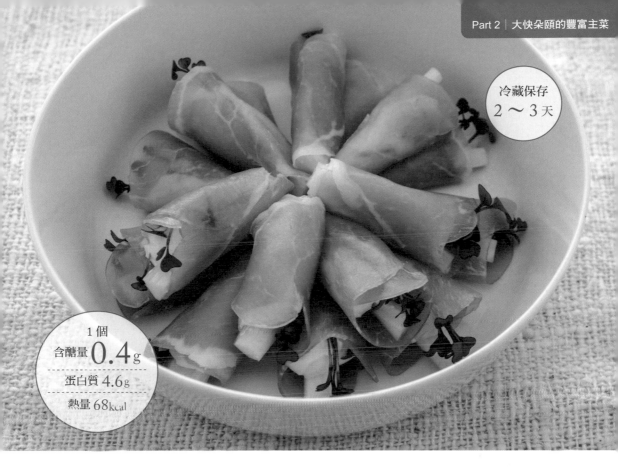

冷藏保存
2～3天

1個
含醣量 0.4g
蛋白質 4.6g
熱量 68kcal

宴會風華麗輕食
生火腿旱芹起司捲

材料（20個）

生火腿…20片
奶油起司…150g
旱芹…2株
紫甘藍芽菜…少許
蒜泥…1/3小匙
黑胡椒…適量

作法

1 旱芹切成 5mm 的棒狀。

2 用微波爐加熱奶油起司 20 秒，加入大蒜和胡椒攪拌均勻。

3 攤開生火腿，每一片塗上等量的奶油起司、旱芹、芽菜，捲起後即可食用。

海鮮含醣量低，
挑選富含好油脂的種類

海鮮的含醣量少，尤其青背魚含有減肥時所需的良性油脂 Omega-3，每日三餐裡最好能食用一次。

※ 以下標示為每 100g 的肉品含醣量與蛋白質含量。

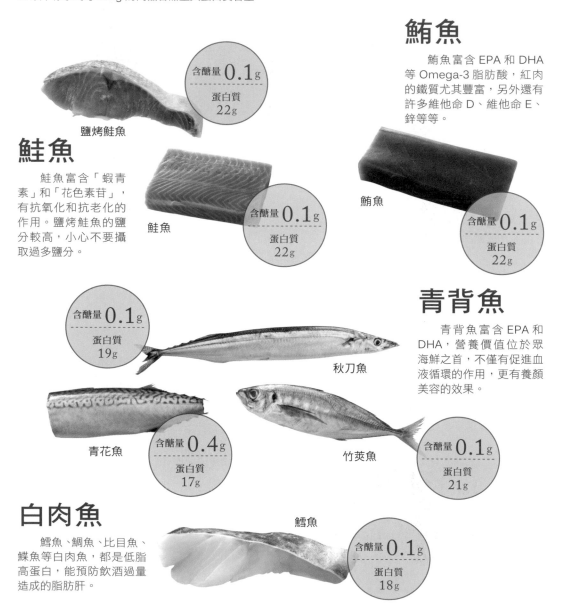

鮪魚

鮪魚富含 EPA 和 DHA 等 Omega-3 脂肪酸，紅肉的鐵質尤其豐富，另外還有許多維他命 D、維他命 E、鋅等等。

鹽烤鮭魚

含醣量 0.1g
蛋白質 22g

鮭魚

鮭魚富含「蝦青素」和「花色素苷」，有抗氧化和抗老化的作用。鹽烤鮭魚的鹽分較高，小心不要攝取過多鹽分。

鮭魚

含醣量 0.1g
蛋白質 22g

鮪魚

含醣量 0.1g
蛋白質 22g

含醣量 0.1g
蛋白質 19g

秋刀魚

青背魚

青背魚富含 EPA 和 DHA，營養價值位於眾海鮮之首，不僅有促進血液循環的作用，更有養顏美容的效果。

青花魚

含醣量 0.4g
蛋白質 17g

竹莢魚

含醣量 0.1g
蛋白質 21g

白肉魚

鱈魚、鯛魚、比目魚、鰈魚等白肉魚，都是低脂高蛋白，能預防飲酒過量造成的脂肪肝。

鱈魚

含醣量 0.1g
蛋白質 18g

蝦、魷魚、章魚

每一種都是低脂高蛋白，很適合減肥期間的飲食。不僅健康又營養，而且又容易產生飽足感，營養師也非常推薦。

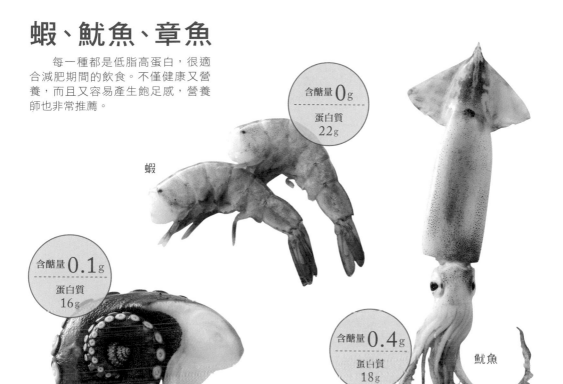

含醣量 0g
蛋白質 22g

蝦

含醣量 0.1g
蛋白質 16g

含醣量 0.4g
蛋白質 18g

魷魚

章魚

貝類

本身就低卡的貝類，含醣量也很低。花蛤的鐵質豐富，蜆有恢復疲勞的作用。用貝類熬煮的味噌湯或海鮮湯，最好把湯全部喝完。

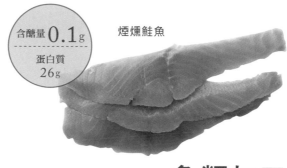

含醣量 0.1g
蛋白質 26g

煙燻鮭魚

魚類加工品

煙燻鮭魚、水煮的鮪魚和青花魚罐頭很容易保存，是一種隨時能用來補充營養的加工食品。買的時候記得先確認營養成分。

含醣量 0.4g
蛋白質 6g

花蛤

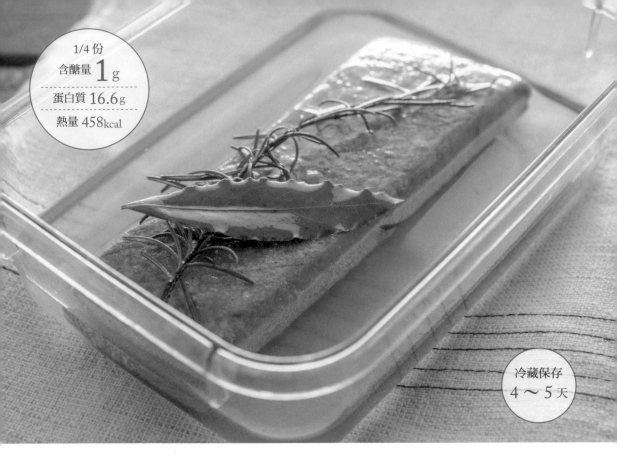

1/4 份
含醣量 **1** g
蛋白質 **16.6** g
熱量 **458**kcal

冷藏保存
4 ～ 5 天

無添加物的安心自製料理

風味鮪魚排

材料（1 片）

鮪魚 … 1 片（約 250g）
白葡萄酒 … 1/4 杯
鹽 … 1/2 小匙
A ｜ 橄欖油 … 2 大匙
　｜ 椰子油 … 3/4 杯
　｜ 月桂葉 … 1 片
　｜ 迷迭香 … 1 根
　｜ 大蒜 … 1 瓣
　｜ 辣椒粉 … 適量
　｜（隨個人喜好）

作法

1 鮪魚灑上鹽巴，裹上保鮮膜放入冰箱 6 小時，將 A 的大蒜切成薄片。

2 在足以放入鮪魚片的鍋子或平底鍋中，放入 A 的材料加熱。

3 煮出香氣後先停止加熱，放入鮪魚片和白葡萄酒，用文火慢慢加熱。

常備菜的訣竅

用鰹魚代替鮪魚也同樣美味
吃的時候切成薄片享用，或是撕開來做成沙拉也行，搭配美乃滋也很好吃（作法請參照 P102）。

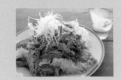

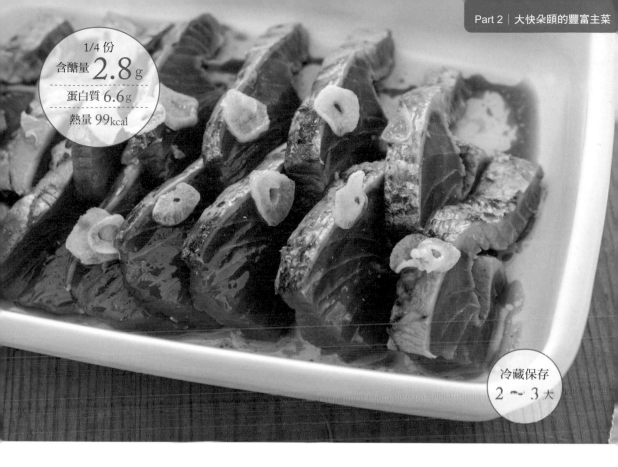

1/4 份
含醣量 **2.8** g
蛋白質 6.6 g
熱量 99kcal

冷藏保存
2 ～ 3 天

蛋白質豐富、濃郁風味

蒜味醬油醃鰹魚

材料（1 片）

鰹魚片 … 1 片（約 150g）
檸檬汁 … 1 小匙
醬油 … 2 大匙
A ｜ 大蒜薄片 … 2 瓣的分量
　｜ 橄欖油 … 2 大匙

作法

1　將鰹魚片切成 1cm 的厚度，放入保存容器中。
2　將 A 放入耐熱碗中，以微波爐加熱 1:30，加入醬油和檸檬汁攪拌。
3　鰹魚浸入醬汁後蓋上蓋子，放入冰箱中冷藏入味。

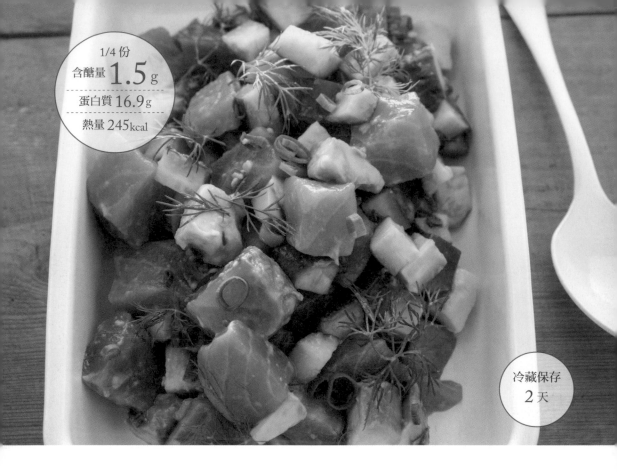

冷藏保存
2 天

能攝取好油的夏威夷風沙拉

鮭魚酪梨沙拉

材料（適量）

鮭魚（生吃）… 300g
鹽 … 1/2 小匙
小黃瓜 … 1 根
酪梨 … 1 顆
檸檬汁 … 2 小匙
蒔蘿 … 少許
A ｜ 切碎的嫩青蔥 … 少許
　　檸檬汁 … 2 小匙
　　醬油 … 1 小匙

作 法

1 鮭魚灑上鹽後放置一段時間，切成 2cm 的塊狀。小黃瓜切成 1.5cm 的塊狀，酪梨也切成 1.5cm 的塊狀，淋上檸檬汁。

2 鮭魚和小黃瓜放進碗中，加入 A 攪拌均勻。最後放入酪梨攪拌，灑上蒔蘿。

營養師的
瘦身小知識

利用「林中的奶油」漂亮瘦身

酪梨是優秀的美容食品，富含維他命 E 和抗氧化作用，含醣量也很低。更具有促進脂肪分解的維他命 B6。

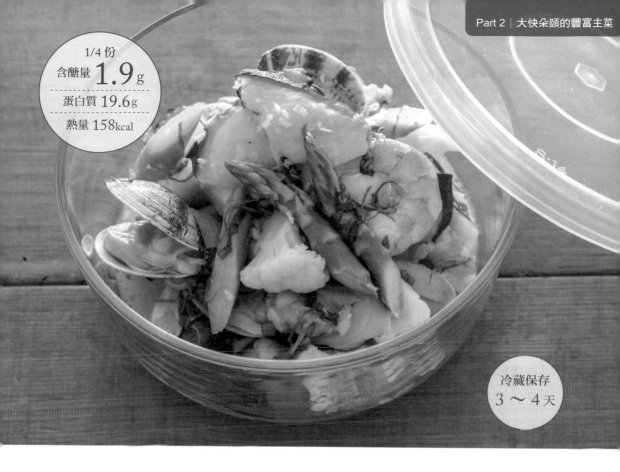

1/4 份
含醣量 **1.9**g
蛋白質 19.6g
熱量 158kcal

冷藏保存
3～4天

享用大海新鮮的美味
海鮮醃菜

材 料（適量）

花蛤 … 10 顆　　燙熟的章魚腕足 … 3 根
蝦子 … 8 尾　　花椰菜 … 4 朵
蘆筍 … 4 根　　白葡萄酒 … 2 大匙
鹽 … 少許　　羅勒 … 2 片

A | 切碎的大蒜 … 1 瓣的分量
　 | 橄欖油 … 1 大匙

B | 檸檬汁 … 1 小匙
　 | 橄欖油 … 1 大匙

作 法

1 先讓花蛤吐砂，取下蝦子的腸泥，將章魚切成薄片，羅勒切絲。

2 將花蛤和白葡萄酒放入小鍋中，蓋上蓋子悶煮。煮滾後取出花蛤，用湯汁悶煮蝦子。

3 以添加少量鹽分（額外的分量）的熱水川燙花椰菜和蘆葦，切成適口大小。

4 用耐熱容器裝 A，放入微波爐加熱 1:30。再把 2 的湯汁和 B 加在一起，以鹽稍微調味。

5 把 1 和 2 的食物、海鮮、羅勒放入碗中。

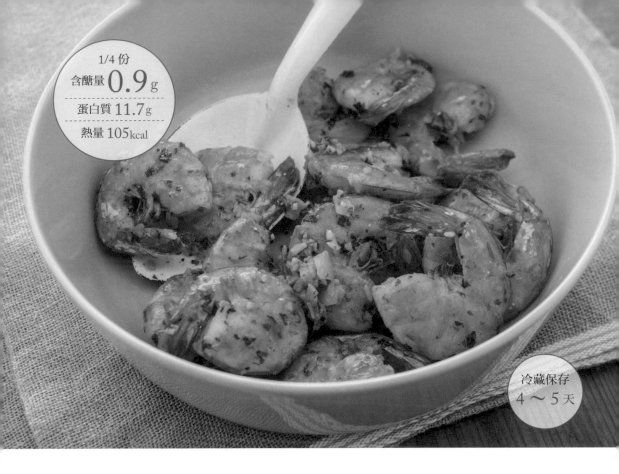

1/4 份
含醣量 0.9 g
蛋白質 11.7 g
熱量 105 kcal

冷藏保存
4～5 天

最適合搭配紅酒享用

夏威夷蒜味蝦

材料（適量）

白蝦 … 20 尾
大蒜 … 2 瓣
切碎的香芹 … 1 大匙
檸檬汁 … 1/4 顆的分量
辣椒粉 … 適量
牛至（乾燥的）… 適量
奶油 … 10 克
橄欖油 … 1 大匙

作法

1　取下蝦子的腸泥，連殼切開蝦背，大蒜切碎。

2　橄欖油和蝦子放入平底鍋熱炒，炒出香氣後改用文火，加入大蒜和奶油。

3　大蒜炒出顏色後，加入香芹、檸檬汁、辣椒粉、牛至攪拌，即可完成。

營養師的
瘦身小知識

**奶油含醣量低，
可多利用於料理**

減醣瘦身飲食不會限制卡路里，所以只要注意含醣量，使用奶油也沒問題。

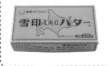

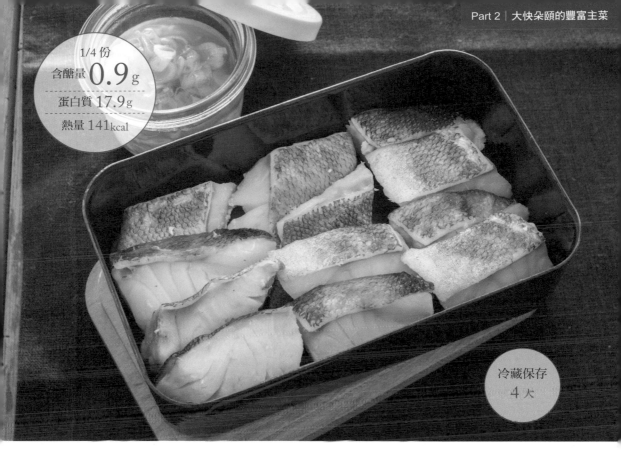

1/4 份
含醣量 **0.9** g

蛋白質 17.9 g

熱量 141 kcal

冷藏保存
4 天

用微波爐煮出正統中華風味

蒸鱈魚佐蔥油醬

材料（適量）

鱈魚 … 4 片
蔥 … 1/3 根
生薑醬油 … 2 小匙
白葡萄酒 … 4 小匙
麻油 … 2 大匙

生薑醬油作法
（適量）
1/2 匙的生薑泥，
混合 2 小匙的醬油

作法

1　鱈魚切成一口大小的薄片，蔥也切成小塊。
2　將鱈魚片擺在耐熱容器中，灑上葡萄酒，用微波爐加熱 5 分鐘。
3　在別的耐熱容器放入蔥和麻油，用微波爐加熱 40 秒左右，加入生薑醬油攪拌。
4　將 **2** 的鱈魚放在盤中，在吃之前加上 **3** 的醬料。

常備菜的訣竅

**鱈魚和醬汁
分開保存**

鱈魚和醬汁要分開保存，吃的時候再淋上去就好。淋上醬汁後稍微用微波爐加溫也很好吃，小心不要加熱過度，以免肉質乾澀。

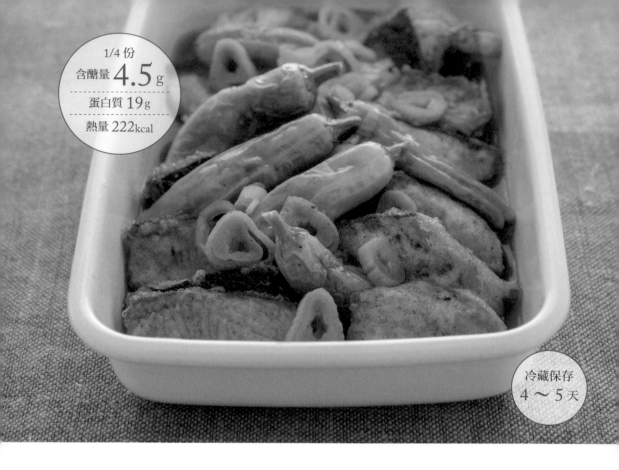

含醣量 **4.5** g

1/4 份

蛋白質 19 g

熱量 222kcal

冷藏保存
4 ～ 5 天

以蛋汁取代麵衣，美味零負擔

鮭魚天婦羅

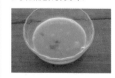

材料（適量）

低鹽鮭魚 … 3 片
蛋汁 … 1 顆的分量
獅子唐青椒 … 8 根
油炸用油 … 適量
A │ 蘋果醋、高湯 … 各 1/4 杯
　　羅漢果萃取物、醬油
　　　 … 各 1 大匙
　　切碎的蔥 … 5cm 的分量

作法

1 鮭魚切成一口大小，獅子唐青
　椒用牙籤戳幾個洞。

2 將 A 醬汁攪拌均勻，做成南蠻
　醋後放入保存容器。

3 鮭魚放入蛋汁中，以 180 度的
　熱油油炸。瀝除油水後，趁熱
　淋上 **2** 的醬汁。獅子唐青椒也
　一樣，炸好後趁熱淋上醬汁。

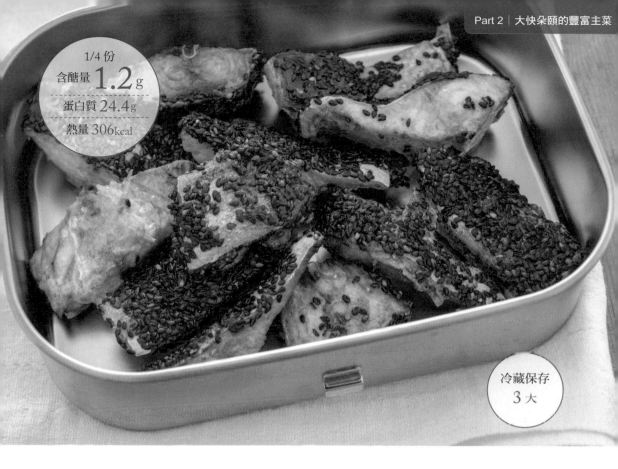

1/4 份
含醣量 **1.2**g
蛋白質 24.4g
熱量 306kcal

冷藏保存
3 天

外層的黑芝麻更添香氣

油炸黑芝麻青花魚

材 料（適量）

青花魚 … 1 尾
蛋汁 … 1 顆的分量
黑芝麻 … 適量
油炸用油 … 適量
A｜醬油 … 1 大匙
　｜生薑泥 … 1/2 大匙

作 法

1 青花魚切成稍大的一口大小，將 A 醬汁攪拌均勻，做成生薑醬油，之後搗碎芝麻。

2 青花魚淋上生薑醬油，並泡在蛋汁中，灑上芝麻。

3 用 180 度的熱油快速油炸，炸熟後稍微放涼，即可食用。

營養師的
瘦身小知識

**芝麻有促進
脂肪燃燒的作用！**

芝麻當中含有的芝麻素，有促進脂肪燃燒的功效。另外還有抗氧化物質，有防止老化的作用。

雞蛋和豆製品，
蛋白質豐富、口味多變

　　雞蛋的含醣量低，又富含蛋白質，是充滿營養的優良食物。豆腐和其他大豆製品可以輕易攝取到植物性蛋白質，又能拿來油炸，烹調方式豐富也是一大魅力。

※ 以下標示為每 100g 的肉品含醣量與蛋白質含量。

雞蛋

　　含醣量低，蛋白質豐富，而且具有維他命 C 和食物纖維以外的所有營養。在減醣飲食瘦身的過程中，最好每天攝取。

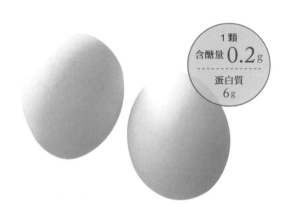

1 顆
含醣量 0.2 g
蛋白質 6 g

豆腐

　　豆腐的含醣量不高，板豆腐的含醣量又比嫩豆腐更低，蛋白質和鈣質也很豐富。

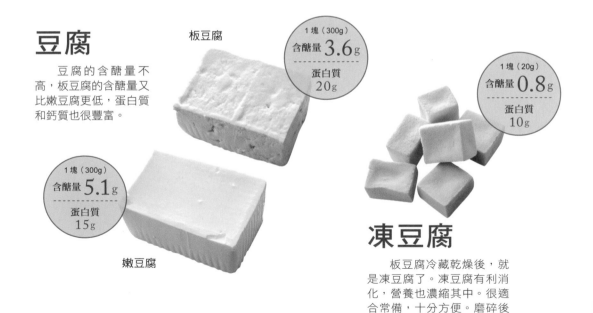

板豆腐

1 塊（300g）
含醣量 3.6 g
蛋白質 20g

1 塊（300g）
含醣量 5.1 g
蛋白質 15g

嫩豆腐

1 塊（20g）
含醣量 0.8 g
蛋白質 10g

凍豆腐

　　板豆腐冷藏乾燥後，就是凍豆腐了。凍豆腐有利消化，營養也濃縮其中。很適合常備，十分方便。磨碎後可以用來代替麵包粉。

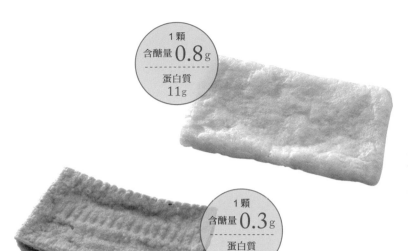

1 顆
含醣量 0.8 g
蛋白質 11 g

豆皮

很適合搭配蔬菜等其他食物，調理起來也不困難。在意油脂的人，不妨先用熱水燙一下，去掉多餘的油脂。

1 顆
含醣量 0.3 g
蛋白質 14 g

油豆腐

比一般豆腐更有嚼勁，當成主菜吃也很有飽足感。脂肪的含量適中，味道也很不錯。

1 杯（200ml）
含醣量 5.8 g
蛋白質 7 g

豆漿

豆漿富含雌激素大豆異黃酮，比牛奶更合適。最好積極當成飲料或調理材料，買的時候記得買無糖手工的豆漿。

每 100g
含醣量 2.3 g
蛋白質 6 g

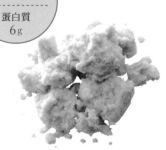

豆渣

含有豐富的食物纖維，吃起來很有飽足感，對改善便祕也有幫助。很適合代替小麥粉或麵包粉。

1 包（50g）
含醣量 2.7 g
蛋白質 8 g

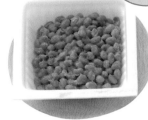

納豆

大豆發酵食品的代表，一包粗挽納豆，含醣量大約在 1.3g 左右。含醣量低，營養豐富，有利腸道健康。

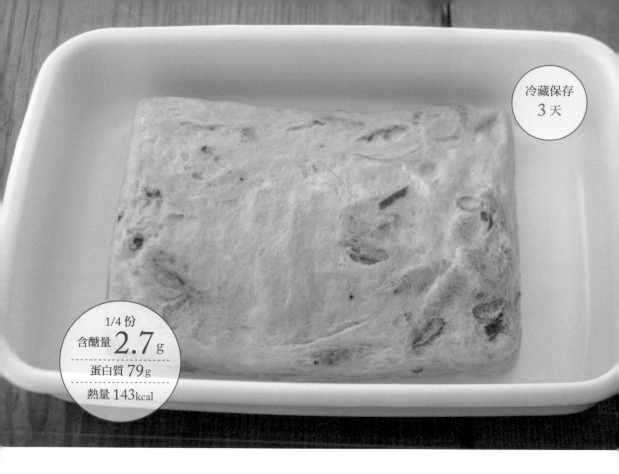

冷藏保存
3 天

1/4 份
含醣量 **2.7** g
蛋白質 79 g
熱量 143kcal

補充滿滿的鈣質！
櫻花蝦嫩蔥雞蛋捲

材料（適量）

雞蛋 … 4 顆

椰子油 … 適量

A | 嫩青蔥 … 4 根
　 | 櫻花蝦 … 25g
　 | 醬油、羅漢果萃取物
　 | 　 … 各 2 小匙
　 | 高湯 … 1/2 杯

作法

1　將嫩青蔥切碎，把雞蛋打在碗中，加入 A 醬汁攪拌。

2　在煎蛋鍋中塗上少許的椰子油加熱，用杓子倒入一半蛋汁。一邊弄破蛋汁的氣泡，一邊加熱至半熟的程度。

3　將煎蛋鍋前方的煎蛋，往自己的方向捲起來。

4　在煎蛋鍋前方塗一點椰子油，將煎蛋挪往前方，接著在煎蛋鍋後方也塗一點椰子油。

5　往煎蛋鍋後方倒入蛋汁，稍微挪起前方的煎蛋，讓蛋汁流入底下。待煎到半熟後，再從前方向後捲。

6　重複 4 到 5 的步驟，直到用完 1 的材料。

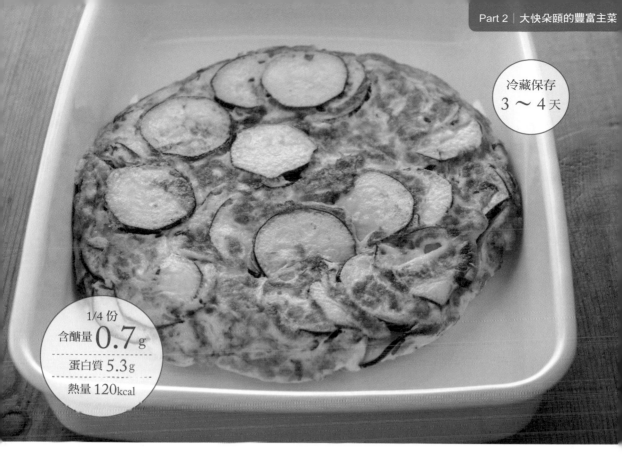

冷藏保存
3 ～ 4 天

1/4 份
含醣量 0.7 g
蛋白質 5.3g
熱量 120kcal

加入起司，冷掉也好吃

櫛瓜煎蛋派

材 料

（可裝滿直徑 20cm 的平底鍋）

雞蛋 … 3 顆
櫛瓜 … 1 根
羅勒 … 2 片
起司粉 … 適量
鹽、胡椒 … 適量
橄欖油 … 2 小匙加 2 大匙

作 法

1 櫛瓜切成薄片，羅勒切成碎塊。

2 在平底鍋中加熱 2 小匙橄欖油，放入櫛瓜和 1 大匙的水悶煮。灑上少許鹽巴攪拌後，取出放在盤子上。

3 把雞蛋打在碗中，加入 2 的食物、起司、羅勒、鹽、胡椒攪拌。

4 在平底鍋中加熱 2 大匙橄欖油，倒入蛋汁，一邊攪拌一邊煎煮。待煎到半熟狀態，把形狀弄成圓形。蓋上鍋蓋以文火悶煮五分鐘，蛋汁表面凝固後，翻面再煎 3 分鐘即完成。

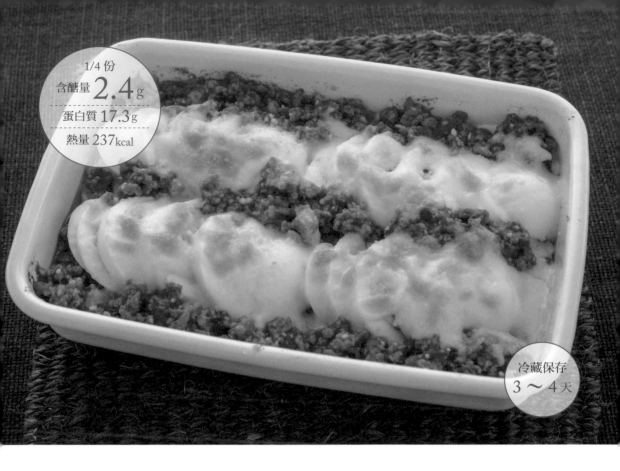

1/4 份
含醣量 **2.4**g
蛋白質 **17.3**g
熱量 237kcal

冷藏保存
3 ～ 4 天

用水煮蛋代替通心粉，低醣又飽足

焗烤雞蛋肉醬

材 料

（可裝滿 13x20cm 的琺瑯容器）

水煮蛋 … 4 顆
綜合絞肉 … 150g
蕃茄罐 … 3/4 杯
滑菇醬
　　… 3 大匙（作法參照 p53）
大蒜 … 1 瓣
披薩用起司 … 50g
鹽、胡椒 … 少許
月桂葉 … 1/2 片
橄欖油 … 2 小匙

作 法

1 水煮蛋切片，約 5mm 厚，大
　蒜切碎。
2 用平底鍋加熱橄欖油，熱炒大
　蒜。爆出香氣後，加入絞肉、
　鹽、胡椒，炒到絞肉變色為止。
3 加入蕃茄、1/2 杯水、滑菇醬、
　月桂葉，悶煮 10 分鐘左右。
4 在容器裡鋪上肉醬，均勻灑上
　一半的起司。將水煮蛋斜放進
　肉醬裡，排列整齊，灑上剩下
　的起司，再用烤箱烤到變色為
　止。

常備菜的訣竅

**肉醬還可以有
超多料理變化！**

多做一點肉醬，放
進消毒過的瓶中冷
藏，可保存 7 天。
至於，用耐高溫的
琺瑯容器製作焗烤，
可蓋上蓋子保存。

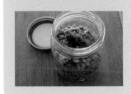

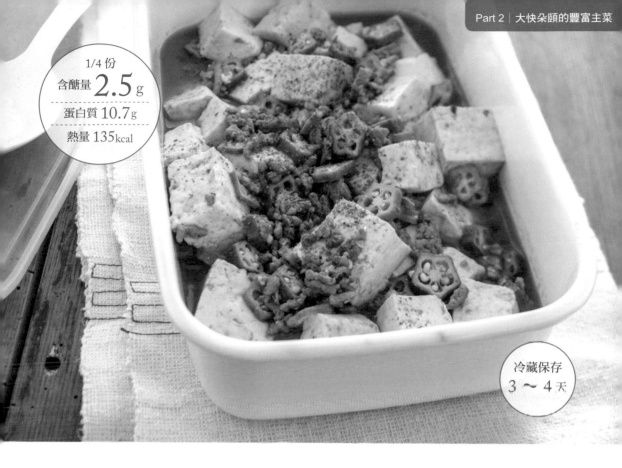

1/4 份
含醣量 **2.5** g
蛋白質 10.7g
熱量 135kcal

冷藏保存
3 ～ 4 天

不用太白粉，做出濃郁感的祕訣

麻婆豆腐

材 料

（可裝滿直徑 20cm 的平底鍋）

板豆腐 … 400g

豬絞肉 … 60g

秋葵 … 8 根

雞湯 … 1 杯

醬油 … 2 小匙

蒜泥 … 1 小匙

豆瓣醬 … 1 小匙（依個人喜好）

山椒粉 … 1 小匙

沙拉油 … 適量

麻油 … 適量

作 法

1 將豆腐切成 2 cm² 的塊狀，秋葵切成小塊。

2 用平底鍋加熱沙拉油，熱炒絞肉，再加入蒜泥和豆瓣醬快炒。之後加入雞湯、醬油和豆腐，悶煮 3 分鐘。

3 嘗嘗味道，有必要再加入少許醬油（額外的分量）調味。接著加入秋葵、山椒粉、麻油，煮到有黏稠感為止。

營養師的
瘦身小知識

用秋葵做出黏稠感

不用水溶性太白粉，而是活用秋葵黏稠的特性。不僅降低料理含醣量，也不會有冷藏後失去黏稠度的問題了。

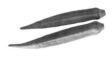

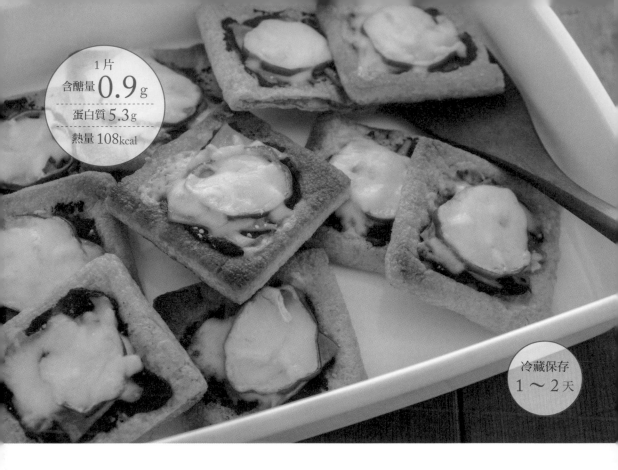

1片
含醣量 **0.9** g
蛋白質 5.3 g
熱量 108kcal

冷藏保存
1 ～ 2 天

不用麵餅皮，也能有酥脆口感

油炸豆皮披薩

材料（10 片的分量）

豆皮 … 5 片
培根 … 3 片
青椒 … 1 顆
披薩用起司 … 8 大匙
A｜純番茄汁 … 2 大匙
　｜牛至（乾燥的）… 2 撮
　｜鹽 … 1 撮

作法

1 豆皮切半，培根切成一到兩公分的寬度。青椒切片，將 A 醬汁調和。

2 用平底鍋加熱豆皮，煎到兩面變脆再拿起來。

3 將 A 醬汁塗抹在腐皮上，放上等量的培根、青椒、起司，放入烤箱烘烤，直到起司溶化。

營養師的
瘦身小知識

用純蔬果汁或香草，增添風味

避免使用含醣量高的蕃茄醬，改用濃縮蕃茄精華的純蕃茄汁，再加上牛至的香味。

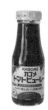

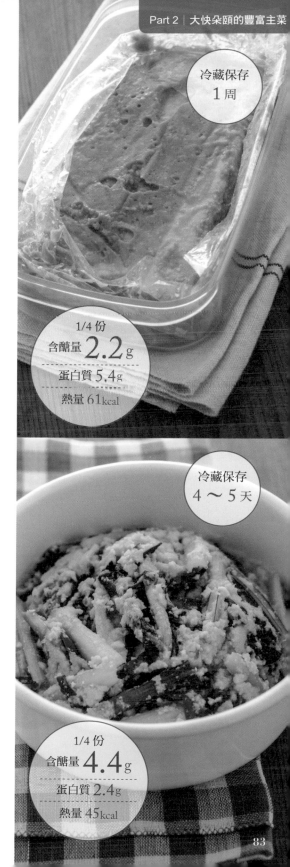

如起司般的濃厚滋味

味噌醃豆腐

材料（適量）

板豆腐 … 300g

A | 味噌 … 120 毫升
　 | 羅漢果萃取物 … 2 大匙
　 | 白葡萄酒 … 2 大匙

作法

1 豆腐放在盤子上，放入冰箱半天，瀝除多餘水分。
2 將 A 攪拌均勻，做好醃漬用的味噌。把味噌抹在去水的豆腐上，放在塑膠袋裡，冷藏約 3 天左右。

吃的時候

去掉豆腐周圍的味噌，切成適口大小，當成小菜享用。

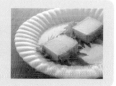

冷藏保存
1 周

1/4 份
含醣量 **2.2**g

蛋白質 5.4g

熱量 61kcal

富含食物纖維和飽足感

豆渣拌小松菜

材料（適量）

豆渣 … 100g　　小松菜 … 2 株
韭菜 … 10 根　　麻油 … 1 小匙
A | 高湯 … 3/4
　 | 羅漢果萃取物、醬油 … 1 大匙

作法

1 小松菜和韭菜切成 5cm 長。
2 用平底鍋加熱麻油，快炒蔬菜，炒到變軟後取出。
3 把豆渣放入剛才用過的平底鍋之中熱炒，豆渣碎開後加入 A 醬汁。放回蔬菜，熬煮收乾水分之後，即可起鍋。

冷藏保存
4 ～ 5 天

1/4 份
含醣量 **4.4**g

蛋白質 2.4g

熱量 45kcal

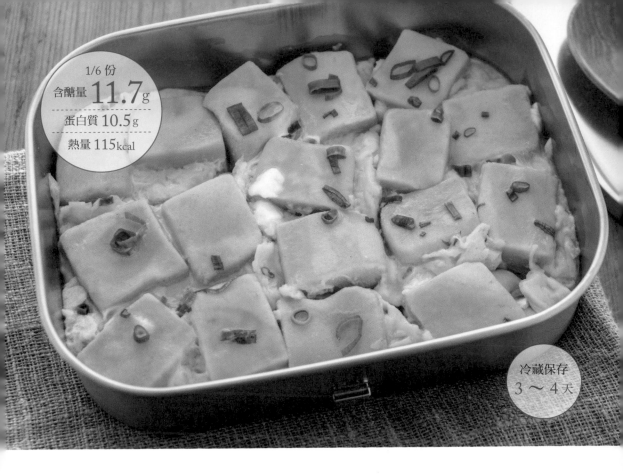

1/6 份
含醣量 **11.7**g
蛋白質 10.5g
熱量 115kcal

冷藏保存
3 ～ 4 天

胺基酸和蛋白質的雙重效果

蛋汁燉豆腐

材料（適量）

凍豆腐（一口大小）… 80g
雞蛋 … 3 顆
生薑 … 1 塊
嫩青蔥 … 1 根
高湯 … 3 又 1/2 杯
A ｜ 醬油 … 2 小匙
　｜ 羅漢果萃取物 … 5 大匙
　｜ 鹽 … 1/2 小匙

作法

1 將 3 顆雞蛋打勻，生薑切成薄片，
　嫩青蔥切碎。
2 在鍋中煮沸高湯，放入生薑和凍
　豆腐熬煮，凍豆腐煮軟後，加入 A
　醬汁調味。
3 加入蔥，煮至沸騰後再加入蛋汁。

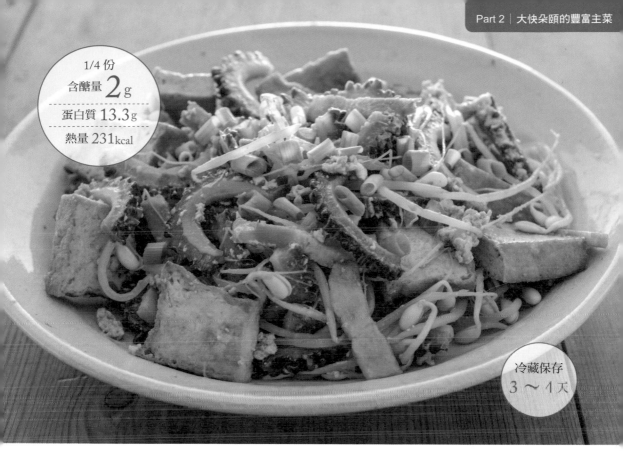

1/4 份
含醣量 **2**g
蛋白質 **13.3**g
熱量 **231**kcal

冷藏保存
3～4天

苦瓜的超強排毒效果
綜合蔬菜炒豆腐

材料（適量）

油豆腐 … 1 塊（約 250g）
苦瓜 … 1/2 根
培根 … 4 片
豆芽菜 … 150g
雞蛋 … 1 顆
柴魚粉 … 2 大匙
嫩青蔥 … 2 根
鹽、胡椒 … 少許
醬油 … 3 大匙
沙拉油 … 少許
麻油 … 2 小匙

作法

1 油豆腐對半直切，切成 1cm 厚度。苦瓜也對半直切，挖除中心的種子和絲，切成 3mm 的厚度。培根切成 1cm 寬，嫩青蔥切碎，打破雞蛋攪拌均勻。

2 用平底鍋加熱沙拉油，煎煮油豆腐，加入 1 大匙醬油調味，把油豆腐取出。

3 用同樣的平底鍋加熱麻油，快炒苦瓜、培根、豆芽菜，加入 2 大匙醬油、鹽、胡椒調味。

4 加入蛋汁一起快炒，再把油豆腐放回去，倒入柴魚粉快炒，最後灑上青蔥即可。

營養師的瘦身小知識

苦瓜有美容效果，要多攝取

苦瓜在所有蔬菜中含醣量也特別低，多吃也不必擔心，而且又富含維他命，有養顏美容的功效。

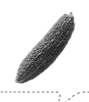

慎選好油，才能幫助身體燃脂

油是構成細胞膜、腦神經組織、賀爾蒙的重要營養源，慎選好油對減醣生活是很重要的。

減醣瘦身，不需要去油脂也 OK

說到減肥，很多人都有先入為主的「少油」印象。但在無醣減肥法中，我們反而該積極攝取良好的油品。油有防止便祕和肌膚受損的功效，幫助我們美麗瘦身。

從享受美食的觀點來看，能在料理中大量使用油品也是值得高興的事情。橄欖油和麻油多用無妨，最好再攝取一些含有 Omega-3 脂肪酸的油品。例如亞麻仁油、荏胡麻油、紫蘇油等等，人體無法生成 Omega-3 脂肪酸，必需從飲食中攝取才行。一天攝取 1 大匙即可，不必加熱。

啟動瘦身迴路，特別需要「椰子油」

剛開始減醣飲食時，對甜食的渴望會使脾氣暴躁，而且有很強烈的饑餓感。那是因為從蛋白質生成營養的迴路尚未啟動的關係，吸收椰子油的中性脂肪酸，讓身體產生「酮體」，就能強制啟動瘦身迴路了。椰子油的中性脂肪酸是油的一種成分，在體內分解和吸收的速度是其他脂肪酸的五倍。馬上就會成為「酮體」營養源，幫助我們燃燒脂肪，促進減醣減肥的效果！

攝取標準為一天 2 大匙的分量，分成兩、三次攝取。直接飲用，或是加入咖啡、咖哩、快炒的菜色都行。不喜歡喝油的人，喝椰奶也有同樣的效果。

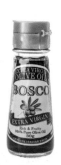
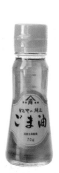
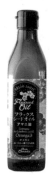

橄欖油　　麻油　　亞麻仁油

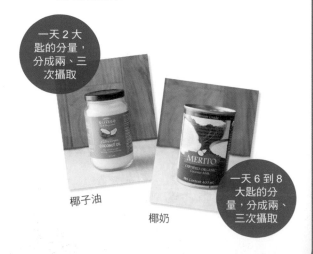

一天 2 大匙的分量，分成兩、三次攝取

椰子油

椰奶

一天 6 到 8 大匙的分量，分成兩、三次攝取

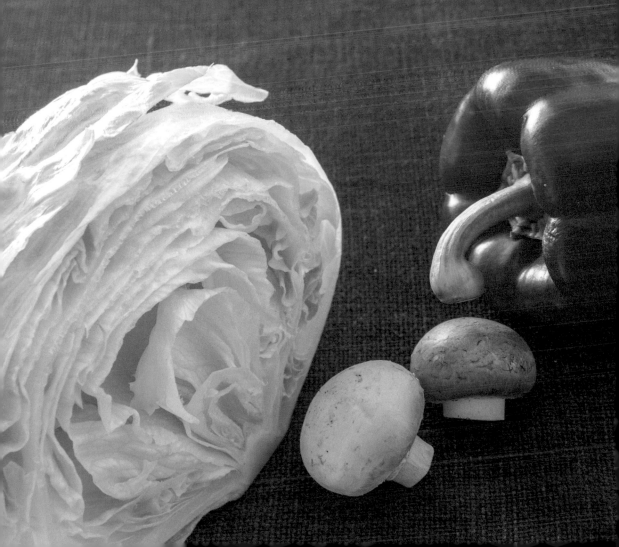

Part 3

沙拉和醃漬食物，稍微放一下會更好吃
蔬食常備菜和減醣醬料

進行減醣飲食瘦身的期間，一定要補充維他命和礦物質。除了肉類和魚類之外，你的無醣常備便當中，也要同時搭配蔬菜或海藻類的料理。

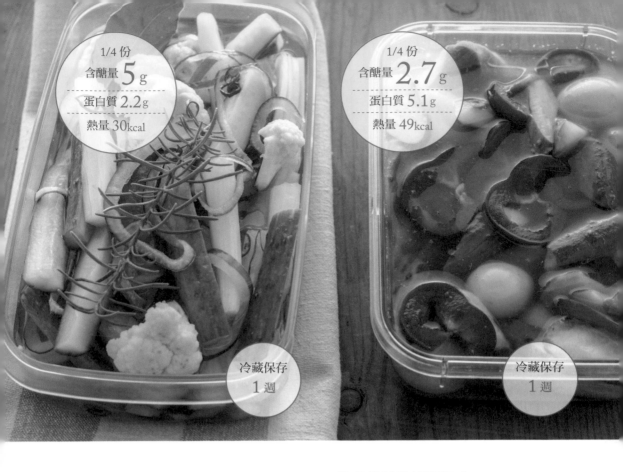

含醣量 **5** g
蛋白質 2.2g
熱量 30kcal
1/4 份

含醣量 **2.7** g
蛋白質 5.1g
熱量 49kcal
1/4 份

冷藏保存 1 週

冷藏保存 1 週

香草配蘋果醋的清爽
醋醃蔬菜

材 料（適量）

小黃瓜 … 2 根	B	蘋果醋 … 3/4 杯
花椰菜 … 1/2 顆		水 … 1 杯
旱芹 … 2 株		羅漢果萃取物 … 60g
紅洋蔥 … 1/4 顆		鹽 … 1/2 小匙
A ｜ 水 … 2 杯		切碎的辣椒 … 少許
｜ 鹽 … 2 小匙		月桂葉 … 1 片
		迷迭香 … 少許

作 法

1 小黃瓜先切成兩段，再分別對半切，一共 4 塊；花椰菜撕開後，一樣對半切開；旱芹切成棒狀，紅洋蔥切成薄片。

2 將 A 放入保存容器中，把 **1** 泡入約 1 小時。

3 用小鍋加熱 B，煮到沸騰後關火冷卻。

4 將 **2** 的材料瀝除鹽水，倒入 **3** 的醬汁，放置一晚，隔天再食用。

微酸帶辣的異國風味
綠咖哩漬小菜

材 料（適量）

小黃瓜 … 2 根	B	蘋果醋 … 120ml
紅甜椒 … 1/2 顆		水 … 1 杯
鵪鶉蛋（水煮）		綠咖哩糊 … 1 小匙
… 8 顆		羅漢果萃取物 … 25g
A ｜ 水 … 1 杯		
｜ 鹽 … 1 小匙		

作 法

1 將小黃瓜切塊，甜椒切成薄片。

2 將 A 放入保存容器中，浸泡 1 的材料半小時左右。

3 用小鍋加熱 B，煮到沸騰後關火冷卻。

4 將 **2** 的材料瀝除鹽水，加入鵪鶉蛋，倒入 **3** 的醬汁，放到隔天再食用。

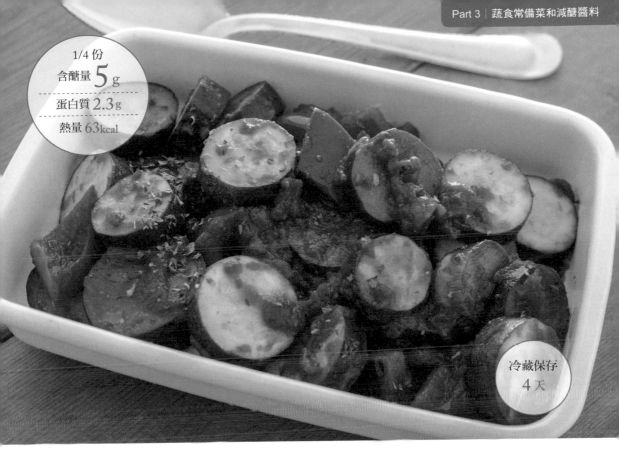

1/4 份
含醣量 **5** g

蛋白質 2.3 g

熱量 63kcal

冷藏保存
4 天

冷熱兩相宜，放越久越美味
普羅旺斯雜燴

材 料（適量）

櫛瓜 … 1 根

茄子 … 2 顆

洋菇 … 6 顆

紅甜椒 … 1/2 顆

蕃茄罐 … 3/4 杯

蕃茄糊 … 1 大匙

大蒜 … 1 瓣

百里香（乾燥的）… 少許

鹽 … 適量

辣椒粉 … 少許

橄欖油 … 1 大匙

作 法

1 將櫛瓜和茄子切成 1cm 厚，
洋菇對半切，甜椒切成 2cm
大小，大蒜切碎。

2 用鍋子加熱橄欖油，放入 1
的材料熱炒。再加入蕃茄、
蕃茄糊、百里香、大蒜、少
許的鹽，蓋上蓋子熬煮 10 分
鐘左右。

3 煮到收乾水分後，用少許鹽
和辣椒粉調味。

調理訣竅

放冷後再吃

冷卻時加點少量的
醋，更美味，加點
羅勒也不錯。

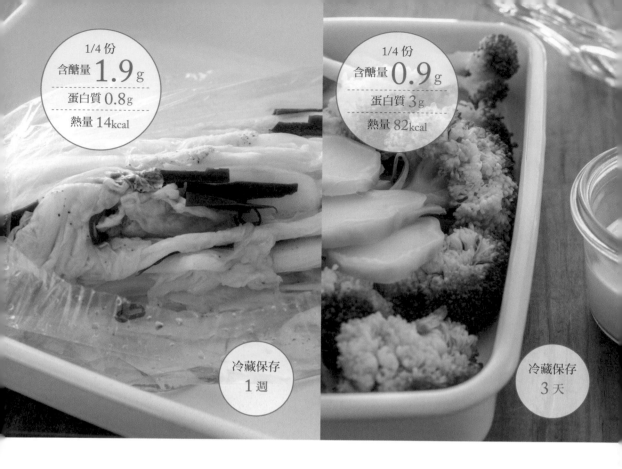

1/4 份
含醣量 **1.9**g
蛋白質 0.8g
熱量 14kcal

1/4 份
含醣量 **0.9**g
蛋白質 3g
熱量 82kcal

冷藏保存
1 週

冷藏保存
3 天

拌沙拉、解饞的萬用常備菜
醃白菜

材 料（適量）

白菜 … 400g　　　鹽 … 8g（蔬菜重量的 2%）
切片的辣椒 … 少許　昆布 … 3cm 厚的 1 片

作 法

1 白菜切成 4 分，放進大塑膠袋裡，加入鹽、切細
　的昆布、辣椒，仔細搓揉入味。

2 直接放進冰箱裡 1 天，即完成。

營養師的瘦身小知識
鹽分不要太多，當成是做沙拉
調理時沒有放太多鹽，可以放
心多吃。這是一道很適合拿來
解饞的料理，冰箱裡最好常備！

富含維他命 C，養顏美容
青花菜
佐檸檬美乃滋

材 料（適量）

青花菜 … 1 顆
鹽 … 1/2 小匙
A｜美乃滋 … 3 大匙
　｜檸檬汁 … 2 小匙

作 法

1 青花菜撕成小朵，菜梗切成薄片。

2 鍋中倒入 2 又 1/2 杯水，加鹽煮沸，將
　青花菜川燙後取出。

3 將 A 醬汁攪拌均勻，吃的時候拿來沾。

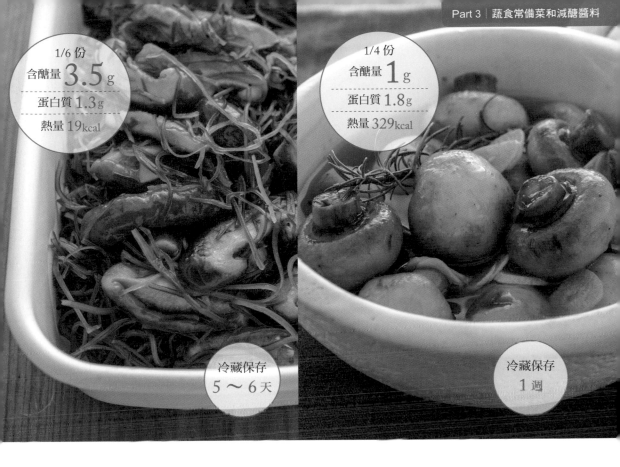

1/6 份
含醣量 **3.5**g
蛋白質 **1.3**g
熱量 **19**kcal

冷藏保存
5 ～ 6 天

1/4 份
含醣量 **1**g
蛋白質 **1.8**g
熱量 **329**kcal

冷藏保存
1 週

充滿海藻類礦物質
炒香菇燉昆布絲

材 料（適量）

昆乾燥布絲 … 30 克　　　香菇 … 8 顆
高湯 … 1 又 1/4 杯　　　醬油 … 2 大匙
羅漢果萃取物 … 1 大匙　麻油 … 1 小匙

作 法

1 昆布泡水直至恢復彈性，香菇切成 5mm 的
　厚度。
2 用平底鍋加熱麻油，熱炒香菇。
3 加入昆布、高湯、醬油、羅漢果萃取物熬煮
　15 分鐘左右即完成。

微辣的酒燉調味料理
香燉洋菇鯷魚

材 料（適量）

洋菇 … 15 顆　　　　A ┃ 橄欖油 … 3/4 杯
鯷魚醬 … 1/4 小匙　　　┃ 大蒜的薄片
白葡萄酒 … 2 大匙　　　┃ 　 … 2 瓣的分量
切碎的香芹 … 2 小匙　　┃ 迷迭香 … 少許
鹽 … 少許
卡宴辣椒 … 少許

作 法

1 將 A 材料倒入鍋中加熱，大蒜變色後加
　入洋菇、鯷魚、葡萄酒加熱。
2 灑上香芹，再用鹽、卡宴辣椒調味即可。

清爽不膩的中華風
麻油炒豆苗

材料（適量）

豆苗 … 1 包
麻油 … 1 小匙
A｜醬油 … 2 小匙
　｜雞湯粉 … 1 小匙
　｜鹽 … 少許
　｜胡椒 … 少許

作法

1 豆苗切成一半長度，將 A 醬汁攪拌均勻。
2 用平底鍋加熱麻油，放入豆苗快炒，再加入 A 醬汁一起熱炒。

充滿維他命 C、鐵質和食物纖維
魚露炒小松菜

材料（適量）

小松菜 … 200g
大蒜 … 1 瓣
切成薄片的辣椒 … 1 根的分量
橄欖油 … 1 大匙
A｜魚露 … 2 小匙
　｜調和味噌 … 1 小匙

作法

1 小松菜切成約 4cm 長，大蒜切成薄片，A 醬汁攪拌均勻。
2 用平底鍋加熱橄欖油，放入大蒜炒到變色為止。
3 放入小松菜和辣椒快炒，再加入 A 醬汁一起熱炒。

便宜又低醣的好食材
生薑炒豆芽菜

材料（適量）

豆芽菜 … 1 包
生薑 … 1 片
醬油 … 2 小匙
鹽 … 少許
胡椒 … 少許
橄欖油 … 2 小匙

作法

1 將生薑切絲。
2 用平底鍋加熱橄欖油，放入生薑加熱，炒出香氣後，加入豆芽菜快炒。
3 用鹽和胡椒調味，最後淋上醬油，稍微熱炒入味後即可。

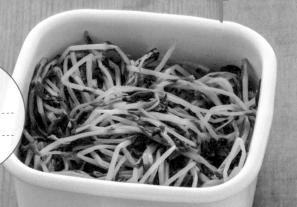

1/4 份
含醣量 **1** g
蛋白質 1.8g
熱量 23kcal

豆苗

調理訣竅

防止蔬菜料理
湯湯水水的訣竅

用文火長時間熱炒，會漸漸逼出蔬菜的水分，所以要用大火快速調理！這樣儲存起來也不容易有過多湯汁。

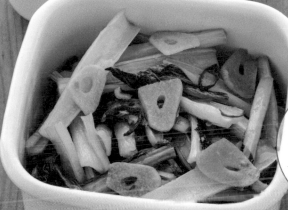

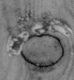

1/4 份
含醣量 **0.9** g
蛋白質 1.3g
熱量 41kcal

小松菜

1/4 份
含醣量 **0.5** g
蛋白質 2.0g
熱量 40kcal

豆芽菜

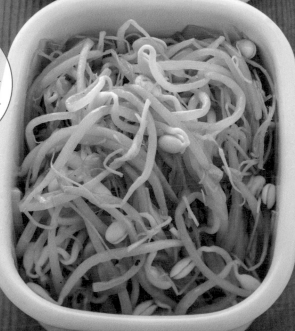

冷藏保存
3 天

93

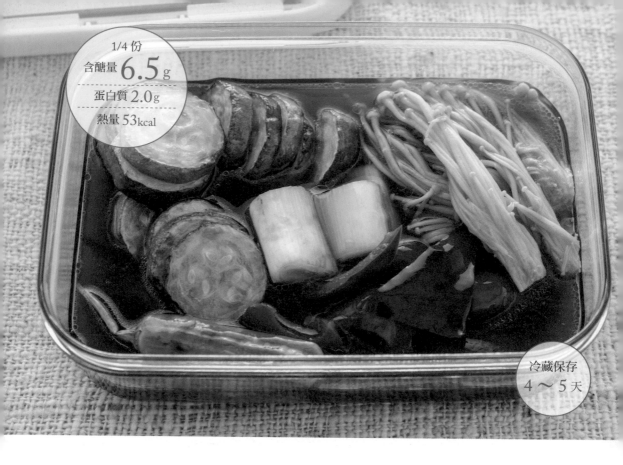

用柚子胡椒增添香辣滋味

冷醃蔬菜

材料（適量）

櫛瓜 … 1 根
金針菇 … 100g
紅甜椒 … 1/2 顆
蔥 … 6cm
獅子唐青椒 … 8 根
高湯 … 3/4 杯
醬油、羅漢果萃取物 … 各 1 大匙
柚子胡椒 … 1 小匙
橄欖油 … 1 大匙

作法

1 櫛瓜切成 8mm 的厚度，稍微將金針菇撕開。甜椒切成一口大小，蔥切成 1.5cm 長，用牙籤在獅子唐青椒上開幾個洞。

2 用鍋子煮沸高湯，加入醬油、羅漢果萃取物，溶入柚子胡椒後，放進保存容器。

3 用平底鍋加熱橄欖油，分別炒熟所有蔬菜，接著馬上泡入 **2** 的醬汁中，至少 30 分鐘以上。完成後即可食用或保存常備。

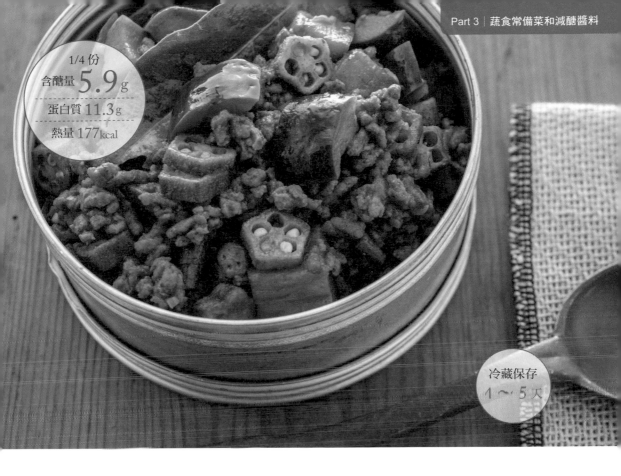

1/4 份
含醣量 **5.9**g
蛋白質 11.3g
熱量 177kcal

冷藏保存
4～5天

高蛋白質的豆類，很適合低醣飲食

茄子辣豆醬

材料（適量）

牛絞肉 … 200g
茄子 … 4 根
秋葵 … 6 根
大蒜 … 1 瓣
月桂葉 … 1 片
紅葡萄酒 … 1/4 杯
鹽 … 少許
橄欖油 … 2 小匙
A　水 … 1 杯
　　蕃茄糊 … 3 大匙
　　辣椒粉 … 2 小匙
　　小辣椒 … 適量
　　（可依個人喜好添加）

作法

1 茄子切成 2cm 塊狀，秋葵切成小塊，大蒜切碎。
2 將橄欖油倒入鍋中加熱後，熱炒大蒜、月桂葉、絞肉。
3 加入茄子熱炒，再倒入葡萄酒熬煮。
4 加入 A 醬汁後熬煮 30 分鐘，用鹽調味，加入秋葵增加黏稠度即完成。

營養師的
瘦身小知識

利用辣椒的燃脂功效

小辣椒是 100% 的天然紅椒，辣椒粉則是加了甜椒、茴香、牛至之類的綜合香料。

95

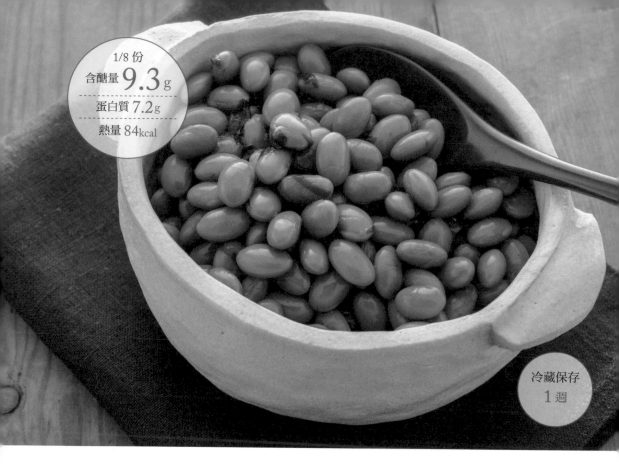

1/8 份
含醣量 **9.3**g
蛋白質 7.2g
熱量 84kcal

冷藏保存
1 週

無醣也能有甜辣好滋味
甜豆小點心

材料（適量）

大豆…1 杯
昆布…4cm 厚（一張）
醬油…3 大匙
羅漢果萃取物…4 大匙

作法

1 將大豆泡在水中一晚。

2 在壓力鍋中放入瀝水的大豆、切細的昆布、醬油、羅漢果萃取物，之後加入水，剛好蓋過大豆的高度即可。用壓力鍋熬煮 5 到 10 分鐘，萬一沒有壓力鍋，用加倍的水量以文火煮到大豆變軟。之後放至冷卻入味。

營養師的
瘦身小知識

**很適合當點心的
甜辣醃豆**

大豆營養價值高，少量也具有飽足感。甜味溫和的醃豆，在肚子餓的時候很適合當點心食用。

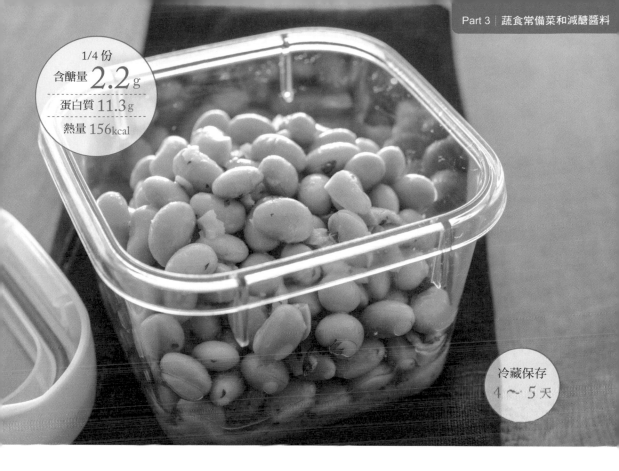

1/4 份
含醣量 **2.2** g
蛋白質 11.3 g
熱量 156kcal

冷藏保存
4 ～ 5 天

高蛋白與低醣的絕佳組合
芥末大豆拌鮪魚

材 料（適量）

罐頭水煮大豆…240g
罐頭鮪魚…2 大匙
A｜切碎的香芹…1 大匙
　　蘋果醋、芥末、橄欖油
　　　…各 2 小匙
　　檸檬汁…1 小匙
　　鹽…少許

作 法

1　將 A 醬汁攪拌均勻
2　在碗中放入大豆、鮪魚、A 醬汁
　攪拌，放入保存容器中冷藏。

營養師的
瘦身小知識

**芥末是很好的
低醣醬料**

少醣的芥末適合拿來
增加風味，辣味成分
有燃燒脂肪的功效，
減肥時很好用。

97

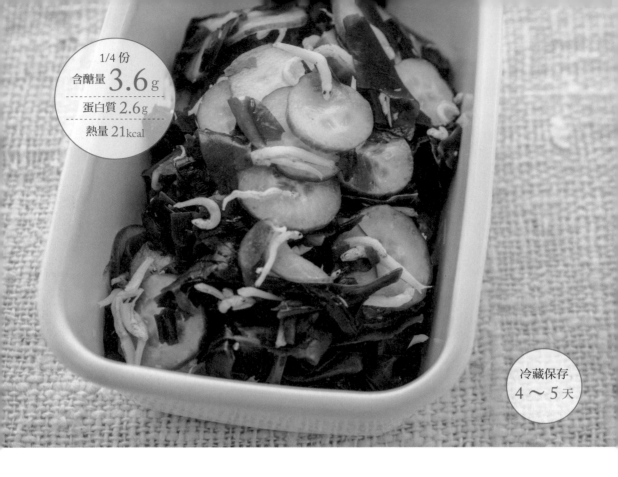

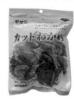

1/4 份
含醣量 **3.6**g
蛋白質 2.6g
熱量 21kcal

冷藏保存
4～5天

最適合補給維他命和礦物質的菜色

小黃瓜拌海帶芽

材料（適量）

小黃瓜…2 根
乾燥海帶芽…5g
魩仔魚乾…30 克
生薑泥…少許

A ｜ 水…1 杯
｜ 鹽…1 小匙

B ｜ 蘋果醋…45ml
｜ 水…45ml
｜ 羅漢果萃取物…2 小匙
｜ 醬油…少許

作法

1 小黃瓜切成薄片，泡在 A（鹽水）中 20 分鐘，瀝乾水分。接著將海帶芽加水泡開。

2 在碗中放入小黃瓜、海帶芽、魩仔魚乾、生薑，加入攪拌均勻的 B 醬汁，即可完成。

營養師的瘦身小知識

海藻低卡低醣，可以天天攝取

幾乎無卡路里和含醣量的海藻，應該每天食用，乾燥過的可以直接加入湯中當配料。

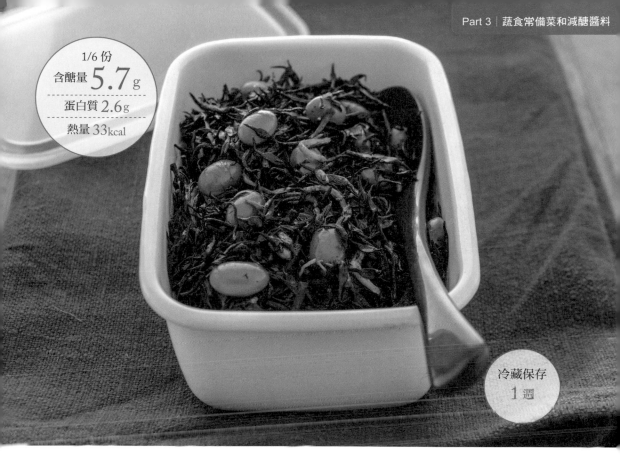

1/6 份
含醣量 **5.7**g
蛋白質 2.6g
熱量 33kcal

冷藏保存
1 週

放越久、越好吃！

羊栖菜拌炒豆

材料（適量）

芽羊栖菜（乾燥的）… 30g
炒豆 … 2 大匙
魩仔魚乾 … 2 大匙
麻油 … 1 小匙
A｜水 … 1 杯
　｜昆布絲 … 1.5g
　｜羅漢果萃取物 … 2 大匙
　｜醬油 … 1 小匙

作法

1 在碗中放入羊栖菜和大量的水，放置 15 分鐘；等羊栖菜稍微吸水膨脹後，瀝除水分。將 A 醬汁攪拌均勻。

2 用平底鍋加熱麻油，快炒羊栖菜。加入 A 醬汁、仔魚、炒豆熬煮 10 分鐘即完成。

營養師的
瘦身小知識

有益美容和瘦身的羊栖菜

羊栖菜富含礦物質、鈣質、鐵質，另外還有降低膽固醇的水溶性食物纖維，對美容瘦身的效果絕佳。

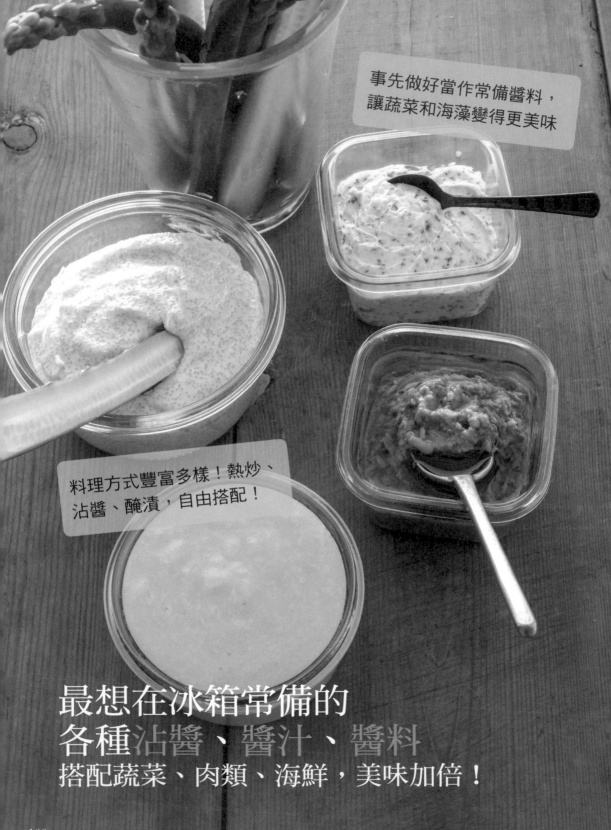

事先做好當作常備醬料，
讓蔬菜和海藻變得更美味

料理方式豐富多樣！熱炒、
沾醬、醃漬，自由搭配！

最想在冰箱常備的
各種沾醬、醬汁、醬料
搭配蔬菜、肉類、海鮮，美味加倍！

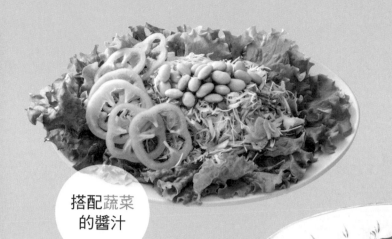

搭配蔬菜
的醬汁

讓海藻類料
理更美味

搭配肉料理
的沾醬

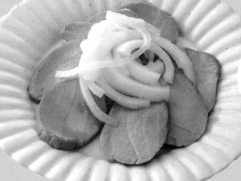

也適合用在
海鮮上

小心！含醣量超高！

市售的醬料、烤肉醬、醬汁
等調味料中，多半在材料中添加
了甜味劑或添加物。自己動手調
製的醬汁，吃起來比較安心；不
得不使用市售產品的話，請先確
認包裝上的原材料標示。

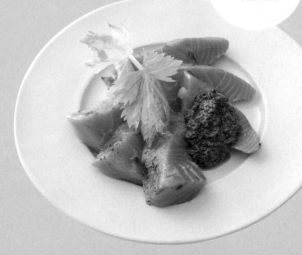

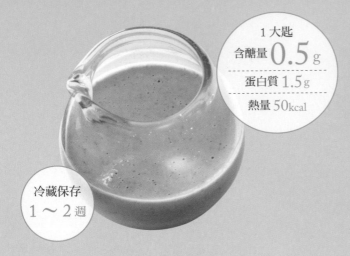

1 大匙
含醣量 $0.5\,g$
蛋白質 $1.5\,g$
熱量 $50\mathrm{kcal}$

冷藏保存
1 ～ 2 週

適合肉類或蔬菜料理

麻醬

材料（適量）

芝麻糊、高湯…各 4 大匙
白芝麻粉、醬油…各 1 大匙
麻油…2 小匙

作法

將芝麻粉加入芝麻糊中，佐以高湯稀釋，加入醬油和麻油攪拌。

無添加物、零含醣，簡便又安心

自製美乃滋

材料（適量）

蛋黃…1 顆
鹽、胡椒…少許
自己偏好的油品…3/4 杯
A ｜ 蘋果醋…2 小匙
　｜ 芥末醬…1 小匙

作法

蛋黃放入碗中打糊，倒入 A 醬汁攪拌均勻，添加 1 大匙油，攪拌好後再加 2 大匙油。一邊添加一邊攪拌，讓所有的油均勻混在一起。最後用鹽和胡椒調味。

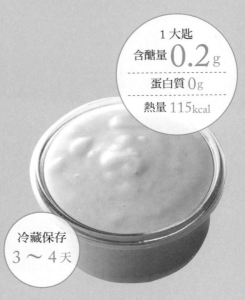

1 大匙
含醣量 $0.2\,g$
蛋白質 $0g$
熱量 $115\mathrm{kcal}$

冷藏保存
3 ～ 4 天

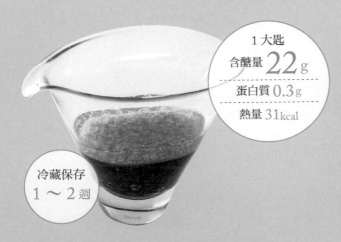

1 大匙
含醣量 $22\,g$
蛋白質 $0.3\,g$
熱量 $31\mathrm{kcal}$

冷藏保存
1 ～ 2 週

適合搭配豆腐和海藻沙拉

中華醬料

材料（適量）

醬油、橄欖油…各 1 大匙
羅漢果萃取物…2 小匙
醋…2 大匙
麻油…少許

作法

將所有材料放入碗中，攪拌均勻即可。

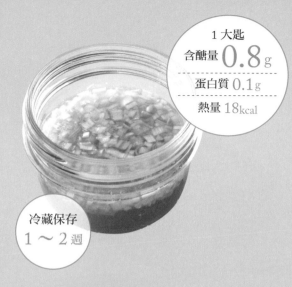

1 大匙
含醣量 0.8g
蛋白質 0.1g
熱量 18kcal

冷藏保存
1 ～ 2 週

適合搭配水煮豬或水煮雞

風味蔥醬

材 料（適量）

切碎的蔥 … 4 大匙　　　蒜泥 … 1/2 小匙
高湯 … 1/2 杯　　　　　鹽 … 1/4 小匙
黑胡椒 … 少許　　　　　麻油 … 2 大匙
羅漢果萃取物 … 2 小匙

作 法

1 在耐熱容器中放入蔥和麻油，用微波爐加
　熱 40 秒。
2 將剩下的材料和 1 一起均勻攪拌後即完成。

輕爽的檸檬酸味

檸檬油醬汁

材 料（適量）

檸檬汁 … 1 大匙　　　鹽、胡椒 … 少許
大蒜　… 1/2 瓣　　　橄欖油 … 40ml

作 法

在碗中放入搗碎的大蒜，和檸檬汁、橄
欖油一起攪拌，最後用鹽和胡椒調味。

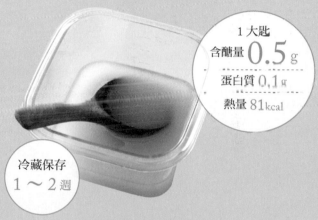

1 大匙
含醣量 0.5g
蛋白質 0.1g
熱量 81kcal

冷藏保存
1 ～ 2 週

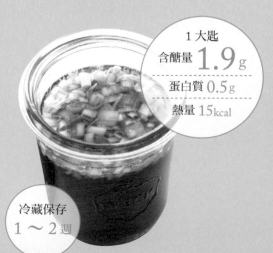

1 大匙
含醣量 1.9g
蛋白質 0.5g
熱量 15kcal

冷藏保存
1 ～ 2 週

蒜和薑的簡單搭配

烤肉醬

材 料（適量）

醬油 … 1/4 杯　　　　　　高湯 … 1/4 杯
羅漢果萃取物 … 1 大匙　　麻油 … 1 大匙
切碎的蔥 … 5cm 的分量
蒜泥、生薑泥 … 各 1/2 小匙

作 法

1 在耐熱容器中放入蔥和麻油，放進微波爐加熱
　30 秒。
2 將 1 的醬料和剩下的材料一起均勻攪拌即完成。

義式香蒜醬汁

簡單調理出正統的義大利風味！

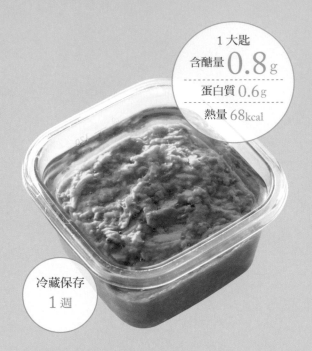

1 大匙
含醣量 **0.8** g
蛋白質 0.6g
熱量 68kcal

材料（適量）

鯷魚醬 … 20g
大蒜 … 30g
特級冷壓橄欖油 … 1/4 杯

作法

1 煮沸適量的水後，川燙大蒜。
2 取出大蒜後用菜刀壓碎，之後將所有材料放在一起攪拌即完成。

冷藏保存
1 週

---

1 大匙
含醣量 **0.7** g
蛋白質 3.5g
熱量 81kcal

冷藏保存
3 ～ 4 天

明太子奶油起司醬

富含蛋白質的醬料

材料（適量）

奶油起司 … 120g
辣味明太子 … 3 大匙

作法

1 奶油起司用微波爐加熱 30 秒，直至軟化，再加 3 到 5 大匙的水均衡稀釋。
2 待奶油起司餘熱散盡，加入鬆散的明太子攪拌均勻即完成。

含有檸檬的清爽酸味

羅勒醬

材料（適量）

羅勒葉 … 30 克
大蒜 … 1/2 小瓣
鹽 … 少許
起司粉 … 2 小匙
橄欖油 … 40ml

作法

1　將羅勒切碎。

2　將大蒜放入缽中搗成蒜泥，加入羅勒和 1 小匙橄欖油，用木棒持續碾碎大蒜和羅勒。沒有木棒就改用果汁機，變成糊狀之後，加入剩下的橄欖油和鹽攪拌均勻。

3　放入保存容器中，加入適量橄欖油（額外的分量）後，蓋上蓋子保存。要用的時候，加點起司粉。

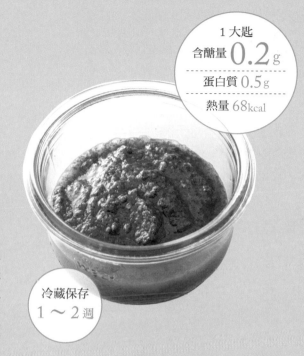

1 大匙
含醣量 0.2 g
蛋白質 0.5 g
熱量 68kcal

冷藏保存
1 ～ 2 週

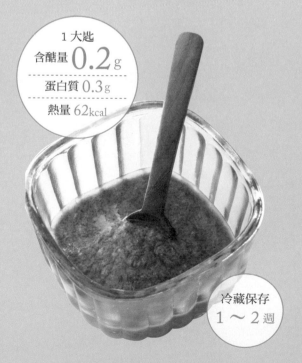

1 大匙
含醣量 0.2 g
蛋白質 0.3 g
熱量 62kcal

冷藏保存
1 ～ 2 週

爽口的異國風醬汁

香菜醬

材料（適量）

香菜（芫荽）… 1 束
檸檬汁 … 1 小匙
鹽 … 少許
卡宴辣椒 … 2 撮
橄欖油 … 1/4 杯

作法

香菜切碎，和剩下的材料一起丟入果汁機攪拌即完成。

蒜香蕃茄醬

帶有培根香甜的滋味

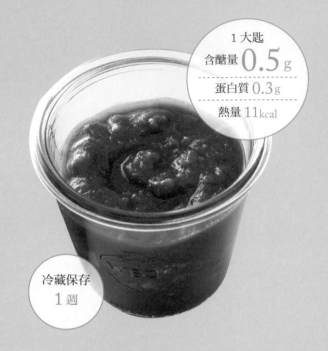

1 大匙
含醣量 0.5 g
蛋白質 0.3 g
熱量 11kcal

冷藏保存
1 週

材 料（適量）

切碎的培根 … 4 片的分量
切碎的大蒜 … 2 瓣的分量
蕃茄罐 … 800g
月桂葉 … 1 片
鹽 … 少許
橄欖油 … 2 大匙

作 法

1 用鍋子加熱橄欖油和大蒜，把大蒜炒
到稍微變色。之後加入培根熱炒，再
倒入蕃茄、1/4 杯的水、月桂葉熬煮
5 分鐘左右。
2 取出月桂葉，將 1 用鹽調味後即完成。

---

1 大匙
含醣量 0.4 g
蛋白質 0.1 g
熱量 3kcal

冷藏保存
1 週

醋醃洋蔥

輕爽的開胃小菜

材 料（適量）

洋蔥 … 200g
蘋果醋 … 3/4 杯
鹽 … 少許

作 法

1 洋蔥切成薄片，放置 15 分鐘（以上）。
2 泡入蘋果醋和鹽中，放在常溫的環境中，
一天後即完成。

增添奶油料理的香氣

香草奶油醬

材料（適量）

加鹽奶油 … 100g

A | 切碎的香芹 … 2 大匙
　 | 蒜泥 … 1 小匙
　 | 檸檬汁 … 2 小匙

作法

奶油放在室溫下變軟，和 A 醬汁一起攪拌均勻，即完成。

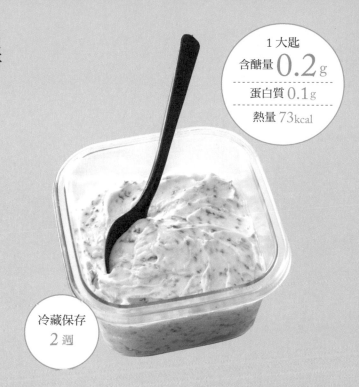

1 大匙
含醣量 0.2g
蛋白質 0.1g
熱量 73kcal

冷藏保存
2 週

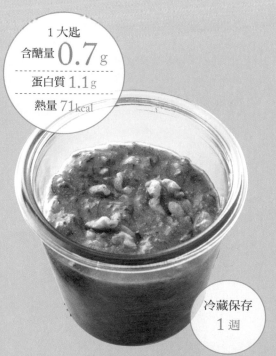

1 大匙
含醣量 0.7g
蛋白質 1.1g
熱量 71kcal

冷藏保存
1 週

使用具有美容效果的油料

堅果椰子油

材料（適量）

椰子油 … 1/2 杯

喜歡的堅果（胡桃、杏仁，有無鹽分皆可）
　… 1/2 杯

鹽漬牛肉罐頭 … 40g

鹽 … 少許

作法

1 堅果放入缽中搗碎（或用菜刀壓碎）後放入碗中，和牛肉一起攪拌。

2 加入椰子油繼續攪拌，再加上鹽調味。

3 放入保存容器中，置於冰箱中凝固即可。

就算無醣，料理依舊美味！
使用無醣甜味劑，享受美食零負擔

隨著減醣瘦身飲食蔚為風潮，在超市也能買到
無醣甜味劑，還有各式各樣的種類。

減醣瘦身的重點，是不讓血糖上升

減醣瘦身不光是減少醣的攝取量，抑制血糖急速上升，不讓肥胖賀爾蒙分泌也是重點。導致血糖緩慢上升的食品稱為低 GI，反之則稱為高 GI，其中 GI 值最高的就是砂糖。

但是，「甜味」是增加料理滋味不可或缺的味道。尤其製作日式料理時，砂糖和味霖是必要的調味料。我個人推薦「羅漢果 S」這種甜味劑（SARAYA 股份有限公司發售，讀者可在日本購買），是用自古以來漢方上的葫蘆科植物萃取物，以及天然甜味成分「赤蘚醇」製成的自然甜味劑。既沒有卡路里，對血糖也幾乎沒影響。

換掉砂糖就行了

喝咖啡或紅茶不加糖的人，大概也不會在意煮菜是否有加糖吧？其實只要自己煮菜就知道了，燉煮或照燒這一類料理，特別需要用到砂糖。就算選擇肉類、魚類等含醣量較少的食材，用砂糖來調理的話就前功盡棄了。

羅漢果 S 和寡醣、甜菊等甜味劑不同，甜味的濃度和砂糖差不多，一般食譜中的砂糖分量，可以直接套用在羅漢果 S 上，這也是羅漢果 S 的一大魅力。羅漢果 S 有分顆粒和液體，能配合不同需求。本書除了介紹香甜嗆辣的料理，當然也會介紹醬汁、醬料、甜點的菜單。

羅漢果 S

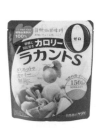

顆粒包裝

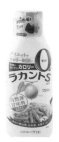

液體包裝

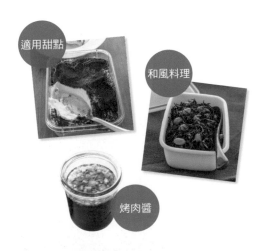

適用甜點

和風料理

烤肉醬

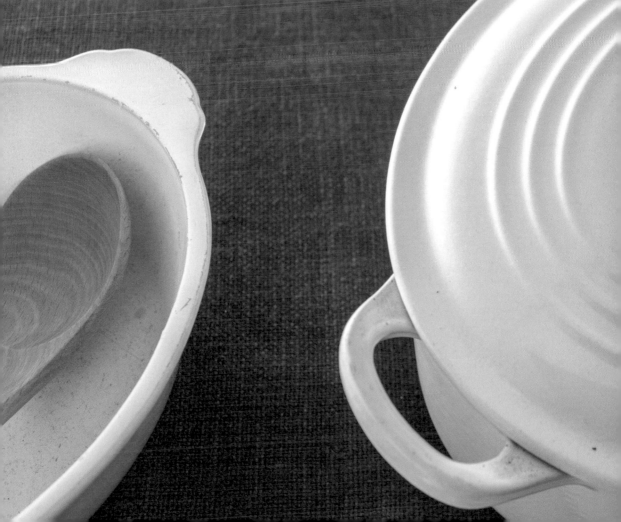

Part 4

活用「放一晚，更美味」的特色

湯品和燉煮鍋物
的常備料理

有些湯品和燉煮料理，稍微放置一段時間再享用，味
道更加芳醇，很適合常備食用。慢慢享用有嚼勁的肉
塊，也是減醣飲食的一大樂趣。

加入滑菇，增添醬汁濃醇口感

紅酒燉牛肉

材料（適量）

牛肋肉或牛脛肉 … 600g

洋蔥 … 1/8 顆

滑菇 … 30g

大蒜 … 1 瓣

紅酒 … 2 又 3/4 杯

鹽、胡椒 … 適量

橄欖油 … 1 大匙

A│水 … 2 又 1/2 杯

蕃茄糊、高湯粉（法式清湯）… 各 2 小匙

月桂葉 … 1 片

鹽 … 少許

作法

1 牛肉切成 6cm 大小的塊狀，灑上少許鹽和胡椒。洋蔥和大蒜切碎，滑菇用果汁機攪拌。

2 用平底鍋加熱橄欖油，熱炒牛肉，炒到變色後拿出來。之後熱炒洋蔥和大蒜，直至柔軟為止。

3 牛肉放回鍋中，添加 1 又 1/4 杯紅酒。沸騰後添加 A 醬汁，以文火熬 2.5~3 小時，如果太乾，添加少許水。使用壓力鍋的話，水減少到 1 又 1/4 杯，高壓烹煮 25 到 30 分鐘。

4 用別的鍋子熬煮 1 又 1/2 杯紅酒，直到顯得濃稠為止。

5 將 3 的牛肉煮軟後，把水分調節到 1 又 1/4 杯，接著加入滑菇和熬煮的紅酒攪拌，繼續熬煮，並以少許鹽來調味。最後灑上義大利香芹，即可完成。

營養師的
瘦身小知識

紅酒最好選擇不甜的

喝起來甘甜的紅酒，殘餘糖分（沒有經過發酵的殘留糖分）大約是不甜紅酒的十倍，所以請選擇不甜的飲用。

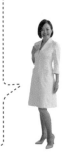

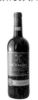

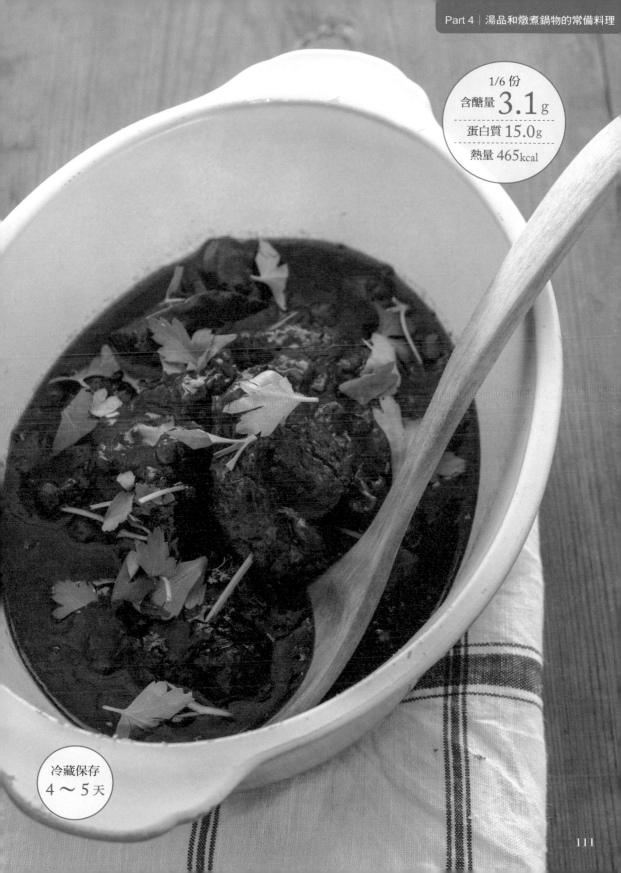

1/6 份
含醣量 **3.1**g
蛋白質 15.0g
熱量 465kcal

冷藏保存
4 ～ 5 天

第二天以後更入味、更好吃

關東煮

材料（適量）

小雞腿 … 6 根
魷魚 … 1 份
水煮蛋 … 4 顆
白蘿蔔 … 4cm
白菜 … 3 片
金針菇 … 200g
昆布 … 1x3cm 大小的 4 片
A │ 高湯 … 5 杯
　│ 醬油 … 2 大匙
　│ 羅漢果萃取物 … 1 大匙
　│ 鹽 … 少許

作法

1　將魷魚的身體和觸腕分開，除去內臟用水洗淨。身體切成 1cm 的薄片，觸腕切成適口的長度。
2　白蘿蔔削皮，切成 1.5cm 厚，白菜切成大段，金針菇撕開。
3　將 A 醬汁、雞腿、白蘿蔔放入鍋中熬煮，邊煮邊撈雜質，熬煮約 20 分鐘左右。
4　加入剩下的材料再熬 20 分鐘，關火後放置 6 小時以上。

1/6 份

含醣量 **5.4**g

蛋白質 18.5g

熱量 168kcal

冷藏保存
4 ～ 5 天

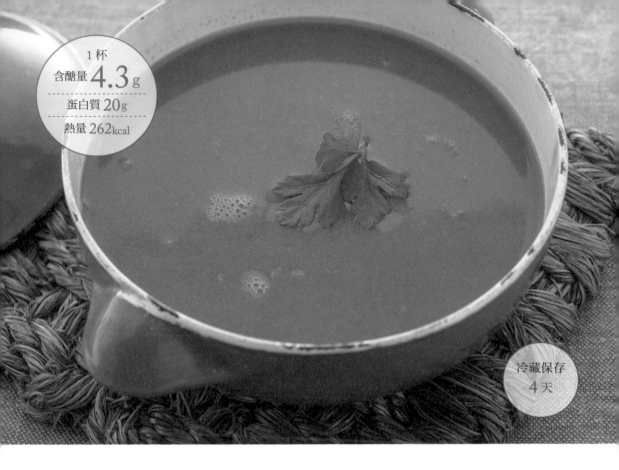

螃蟹也能燉出龍蝦鮮味

法式海鮮濃湯

材料（適量，約 4 杯份）

螃蟹 … 4 杯份
洋蔥 … 1/2 顆
大蒜 … 1 瓣
月桂葉 … 1 片
雞湯 … 3 杯
白葡萄酒 … 1 大匙
鮮奶油 … 1/2 杯
蕃茄糊 … 1 到 2 大匙
鹽 … 少許
卡宴辣椒 … 少許
橄欖油 … 2 大匙

作法

1 洋蔥和大蒜都切成薄片。

2 用鍋子加熱橄欖油，熱炒螃蟹殼。炒出香氣後減緩火力，加入洋蔥、大蒜熱炒。

3 將鍋子移開瓦斯爐，拿料理木棒搗碎鍋中的螃蟹殼（用飯勺也行）。

4 再次開火加熱，注入葡萄酒，煮沸以後加入雞湯和月桂葉，熬煮 10 分鐘。

5 拿網子撈起蟹殼，用湯匙壓出蟹肉丟入鍋中。加入蕃茄糊、鮮奶油，以鹽和卡宴辣椒粉調味，隨個人喜好添加義大利香芹，即可完成。

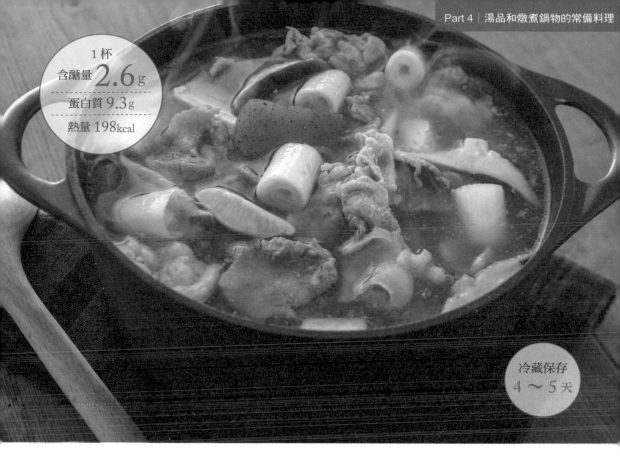

1 杯
含醣量 **2.6** g
蛋白質 9.3g
熱量 198kcal

冷藏保存
4 ～ 5 天

配料豐富，喝一杯就有飽足感

味噌豬肉湯

材料 （適量，約6到8杯份）

豬肉 … 200g
蒟蒻 … 150g
板豆腐 … 150g
香菇 … 4 顆
蔥 … 1 根
高湯 … 5 杯
綜合味噌 … 3 大匙
麻油 … 1 小匙

作法

1 蒟蒻對切，再切成 0.5cm 的厚度，豆腐切成 2cm 的塊狀，香菇切成 0.5cm 厚，蔥切成 3cm 長。

2 用鍋子加熱麻油，快炒豬肉和蒟蒻，加入高湯煮沸後，倒入豆腐、香菇、蔥熬煮。

3 蔥煮熟後溶入味噌調味，完成後倒入碗中，隨個人喜好灑上七味粉即完成。

調理訣竅

可隨喜好加入其他食材，但是除馬鈴薯或牛蒡之外（含醣量太高）。建議可加入豆芽菜或韭菜。

冷藏保存
4 ～ 5 天

滿滿一鍋的暖心味道

巫婆湯

材料（4 人份）

雞腿肉 … 300g　　　　小香腸 … 4 根
白菜 … 1/4 顆　　　　月桂葉 … 1 片
鹽 … 適量　　　　　　芥末醬 … 適量

作法

1 雞肉切成比一口稍大的大小，灑入
　1/2 小匙的鹽，白菜切成半月形。

2 鍋中倒入 7 又 1/2 杯的水和雞肉加
　熱，沸騰後撈起雜質，加入白菜、香
　腸、月桂葉熬煮 40 分鐘。

3 嘗嘗味道，加入少許鹽調味，吃的時
　候可加芥末醬。

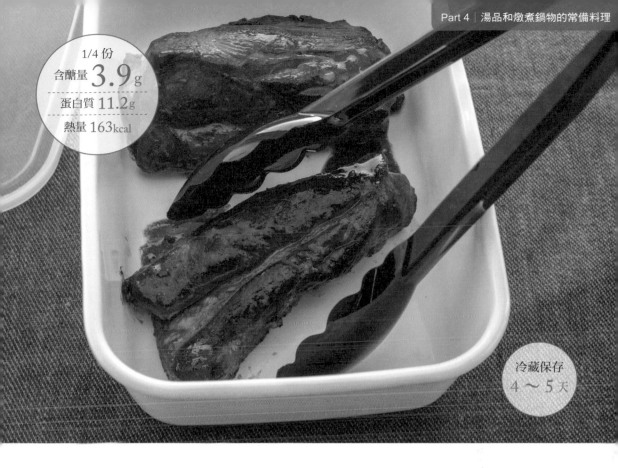

1/4 份
含醣量 **3.9**g
蛋白質 **11.2**g
熱量 **163**kcal

冷藏保存
4 ～ 5天

前一天先入味，5 分鐘就能上桌

醬燒里肌豬肉

材料（適量）

豬肩里肌 … 500g

A｜蒜泥 … 1/2 小匙
　｜生薑泥 … 1/4 小匙
　｜醬油 … 45ml
　｜羅漢果萃取物 … 25g
　｜五香粉 … 6 撮

作法

1　在碗中放入 A 醬料和豬肉攪拌均
　匀，置於冰箱內 10 小時。
2　把豬肉排在平底鍋上，蓋上鍋蓋。
　以文火煎煮，在煎煮過程中記得
　翻面，加熱 5 分鐘左右即可。
3　取 1 大匙碗中殘留的醬料，抹在
　肉塊上，使其產生微焦的顏色。

營養師的
瘦身小知識

**中華料理中的
絕佳香料**

五香粉是添加了
肉桂、丁香、花
椒、八角、陳皮
的中式混合香
料，去除肉腥
味，帶出肉類的
濃郁口感。

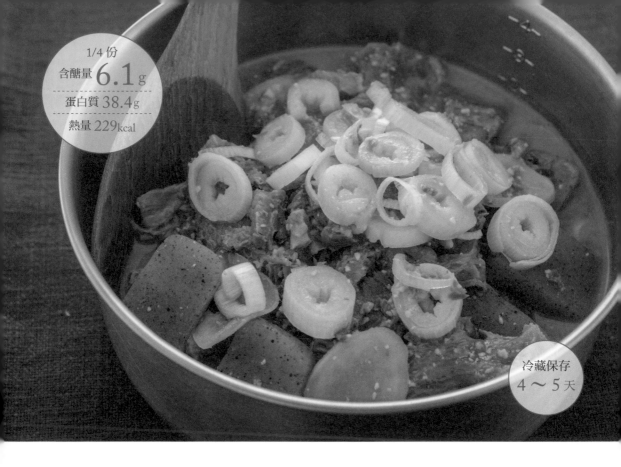

在家做居酒屋的人氣料理

味噌牛筋

材料（適量）

牛筋 … 600g
蒟蒻 … 150g
月桂葉 … 1 片
切碎的蔥、七味粉 … 適量
A｜高湯 … 2 杯
　｜生薑 … 1 片
　｜蒜泥 … 1/2 小匙
　｜味噌 … 2 大匙
　｜羅漢果萃取物 … 1 大匙

作法

1 蒟蒻對半切成 0.5cm 厚，生薑切成薄片。

2 牛筋清洗好後放入鍋中，讓牛筋完全泡在水裡加熱。煮沸後撈起來，換一鍋水再次加熱煮沸。

3 加入月桂葉熬煮 2 到 3 小時，用壓力鍋的話，加壓烹煮 20 分鐘即可。

4 將冷卻的牛筋切片，在鍋中放入 A 醬料和蒟蒻，熬煮 15 分鐘左右。

5 放入器皿中，灑上蔥和七味粉。

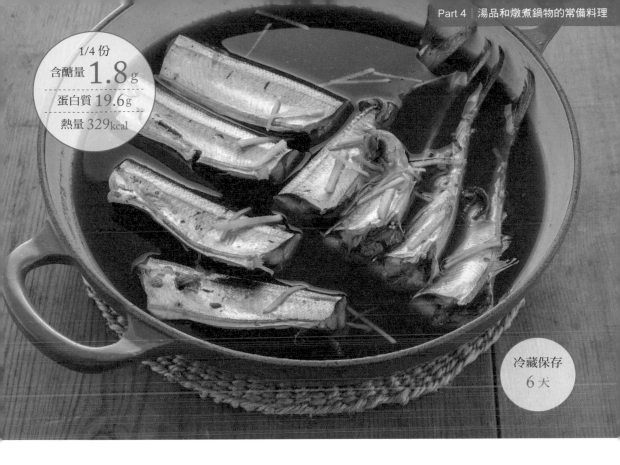

1/4 份
含醣量 **1.8**g
蛋白質 19.6g
熱量 329kcal

冷藏保存
6天

常備 DHA 和 EPA 豐富的秋刀魚

生薑煮秋刀魚

材料（適量）

秋刀魚 … 4 隻

A | 生薑 … 2 片
　| 醬油 … 3 大匙
　| 羅漢果萃取物 … 4 大匙
　| 水 … 2 杯

作法

1　去除秋刀魚的頭部和內臟，去頭、切兩段。
　　以熱水清洗後，瀝除水分。

2　在鍋中放入 A 醬汁和秋刀魚，蓋上鍋蓋熬
　　煮 30 分鐘左右即完成。

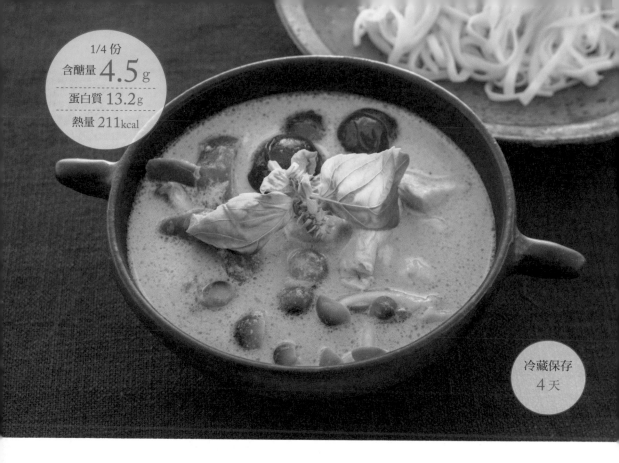

1/4 份
含醣量 **4.5** g
蛋白質 13.2 g
熱量 211 kcal

冷藏保存
4 天

無醣麵條的驚人好滋味

綠咖哩沾麵

材料（適量）

雞胸肉 … 200g
滑菇 … 200g
青椒 … 2 顆
小蕃茄 … 8 顆
綠咖哩糊 … 2 小匙
泰式魚醬 … 少許
橄欖油 … 1 小匙
無醣麵條 … 適量
羅勒 … 8 片
A｜椰奶 … 1 杯
　｜雞湯粉 … 2 小匙

作法

1 雞肉切成 3mm 的厚度，撕開滑菇，青椒去籽後切成 1cm 寬。

2 用平底鍋加熱橄欖油，熱炒綠咖哩糊。倒入 A 醬汁和 2 杯水，熬至沸騰後加入滑菇和青椒。青椒煮熟後，加入雞肉和小蕃茄熬煮至沸騰，30 秒後關掉火源。

3 嘗嘗味道，鹹味不夠就加點泰式魚醬調味。料理盛入器皿中灑上羅勒，最後加入無醣麵條即可。

營養師的
瘦身小知識

**用途廣泛、
順口好吃**

用豆渣和蒟蒻製成的無醣麵，不僅味道清爽，也很適合搭配異國風醬料，可用來代替米粉。

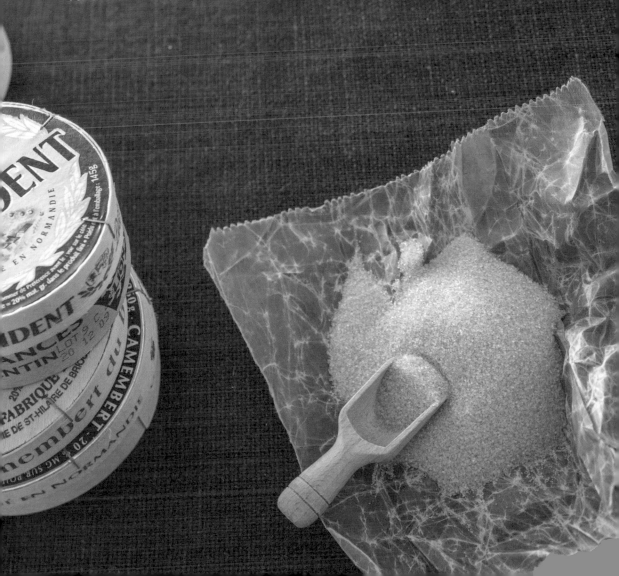

Part 5

多了幸福，少了負擔
減醣甜點

大家都以為減醣飲食中不可以吃甜食，其實只要在材料上動點巧思，吃甜食也沒關係。接下來就介紹一些巧妙利用豆腐、奶油、羅漢果萃取物的甜點。

冷藏保存
10 天

「羅漢果」讓美味不打折

沁涼椰奶冰

材料（適量）

椰奶 … 1/2 杯
羅漢果萃取物 … 2 大匙
明膠粉 … 3g
鮮奶油 … 1 杯

作法

1 用 2 大匙的水調和明膠。
2 用鍋子煮沸椰奶和羅漢果萃取物，煮沸後關掉火源，加入明膠。
3 將鮮奶油打到凝固起泡。
4 用冰水冷卻 **2** 的鍋子底部，將當中的材料攪拌均勻。等材料變黏稠後，不必再用冰水冷卻，加入 1/3 的鮮奶油好好攪拌，接著再加入剩下的鮮奶油攪拌。
5 放入器皿中，拿到冰箱冷藏凝固。

營養師的
瘦身小知識

鮮奶油是減醣飲食的救世主！

鮮奶油的含醣量不多，不過市面上有些鮮奶油有加砂糖，購買時請特別留意。

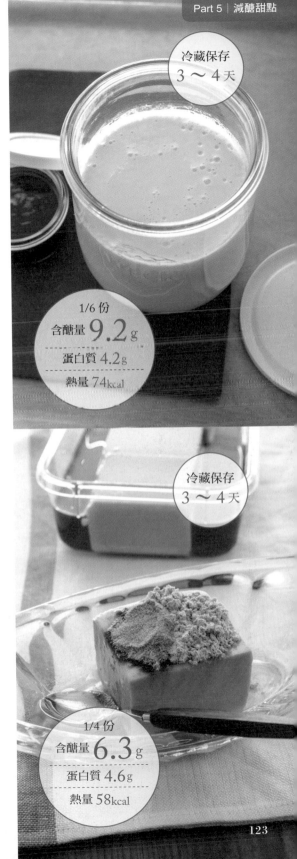

滋味溫柔的懷舊中式甜點

黑芝麻醬佐豆花

材料（適量，4～6人份）

豆漿（無糖）… 2又1/2杯
鹽滷… 5g（使用製品指定的8成分量就好）
羅漢果萃取物… 1又1/2大匙
〈黑芝麻糖漿〉黑芝麻糊… 2大匙
A │ 羅漢果萃取物… 50g
　 │ 水… 1/2杯

作法

1 製作黑芝麻糖漿，將A醬汁攪拌均勻後加熱沸騰。
　取4大匙，和黑芝麻糊攪拌均勻。
2 在耐熱容器中倒入豆漿和羅漢果萃取物，添加鹽滷
　攪拌，用微波爐加熱4分鐘。觀察加熱狀況，如果
　沒有凝固的話，則繼續加熱。
3 吃的時候淋上黑芝麻糖漿。

冷藏保存
3～4天

1/6份
含醣量 **9.2**g
蛋白質 4.2g
熱量 74kcal

豆腐變身為美味甜點

黃豆粉抹茶豆腐

材料（適量，4到6人份）

嫩豆腐… 4塊（80克／1塊）
羅漢果萃取物（液體）… 1小匙
A │ 羅漢果萃取物… 100g
　 │ 水… 1杯
　 │ 白葡萄酒… 1大匙
B │ 黃豆粉… 1大匙
　 │ 羅漢果萃取物（粉末）… 1小匙
C │ 抹茶… 1大匙
　 │ 羅漢果萃取物（粉末）… 1小匙

作法

1 將A放到小鍋中加熱煮沸，製作成糖漿。和豆腐一
　起放入保存容器加蓋密封，在冰箱裡冷藏半天左右。
2 將B、C各別攪拌均勻，吃的時候將1放到器皿上，
　淋上羅漢果萃取物（液體）和B、C。

冷藏保存
3～4天

1/4份
含醣量 **6.3**g
蛋白質 4.6g
熱量 58kcal

雞蛋和鮮奶油增添滑順口感

杏仁布丁

材料（適量）

雞蛋（中等大小）… 3 顆
鮮奶油 … 60ml
水 … 1 又 1/4 杯
羅漢果萃取物（液體）… 40g
杏仁萃取液 … 4 大滴

作法

1 在鍋中倒入鮮奶油和水，加熱至 50 度左右。
2 在碗中打蛋，添加羅漢果萃取液和杏仁萃取液攪拌均勻，再加入 1 的材料用攪拌器充分攪拌。
3 趁溫熱的時候放入模具中，安放在加水的烤板上。之後用 160 到 170 度的烤箱，蒸烤 30 分鐘左右。
4 凝固後放入冰箱冷藏，即可完成。

富有芬芳茶香

烘焙茶布丁

材料（適量）

雞蛋（中等大小）… 3 顆
鮮奶油 … 1/2 杯
濃郁的烘焙茶 … 1 杯
羅漢果萃取物 … 40g

作法

1 烘焙茶和鮮奶油放入鍋中稍微加溫。
2 在碗中打蛋，添加羅漢果萃取物攪拌均勻，再加入 1 的材料用攪拌器充分攪拌。
3 趁溫熱的時候放入模具中，安放在加水的烤板上。之後用 160 到 170 度的烤箱，蒸烤 30 分鐘左右。
4 凝固後，放入冰箱冷藏即完成。

調理訣竅

使用法琺瑯容器當模具

只要是能拿來加溫的，其實用自己喜歡的模具也無妨，但使用有附蓋子的琺瑯容器，可以直接保存，非常方便。

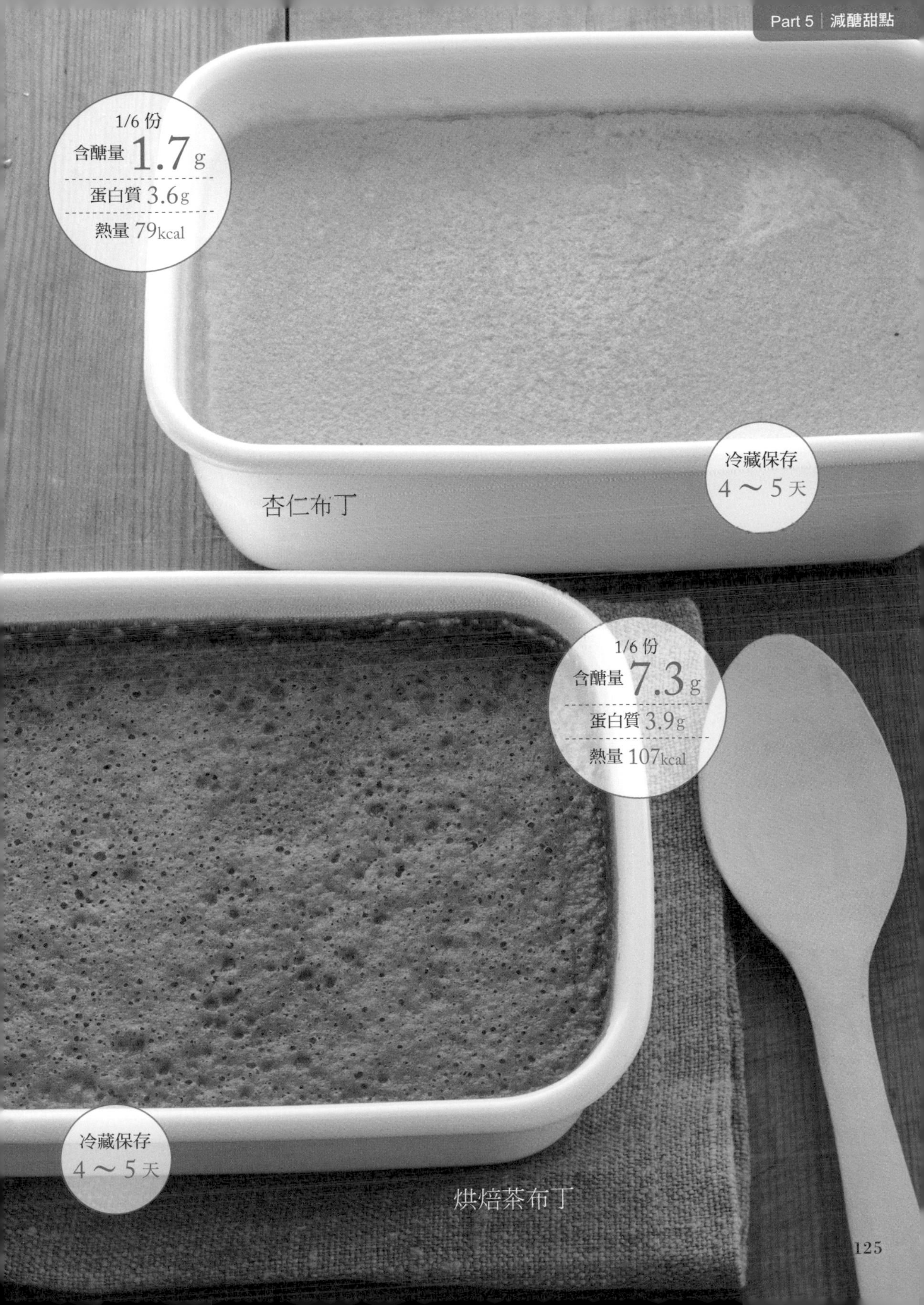

1/6 份

含醣量 **1.7**g

蛋白質 3.6g

熱量 79kcal

杏仁布丁

冷藏保存
4 ～ 5 天

1/6 份

含醣量 **7.3**g

蛋白質 3.9g

熱量 107kcal

冷藏保存
4 ～ 5 天

烘焙茶布丁

含醣量 **3.7**g

蛋白質 3.1g

熱量 113kcal

冷藏保存
4 ～ 5 天

用鮮奶油和明膠做出 Q 彈口感

咖啡蛋奶凍

材料（4 人份）

濾泡咖啡 … 2 杯

鮮奶油 … 1/2 杯

明膠粉 … 8g

羅漢果萃取物（液體）
… 4 大匙

作法

1 將明膠粉加入 6 大匙水中，鮮奶油打
發到不會滴落為止。

2 用鍋子溫熱咖啡，加進明膠溶入其中，
再倒入羅漢果萃取物攪拌均勻。

3 用冰水冷卻鍋底，同時攪拌鍋中材料。
待材料黏稠度增加後，不必再用冰水
冷卻，加入鮮奶油攪拌均勻。

4 倒入模具中，放進冰箱冷藏凝凍。

營養師的
瘦身小知識

濾泡咖啡的香氣
濃厚，可以讓蛋
奶凍的味道和香
氣更加濃純。

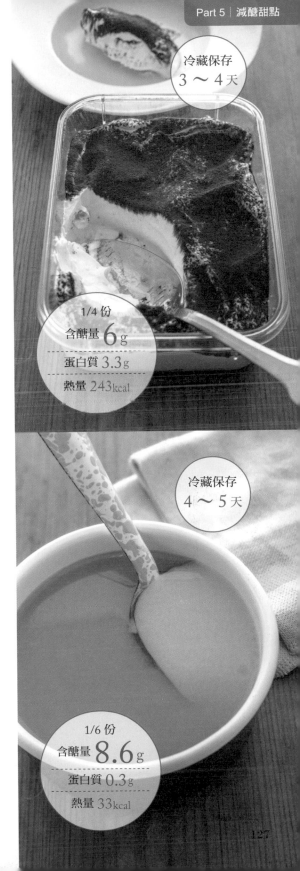

用可可粉做出提拉米蘇風味

馬斯卡邦尼奶酪

材料（適量，4 人份）

馬斯卡邦尼奶酪 … 200g

杏仁片 … 15g

羅漢果萃取物 … 1 大匙

白葡萄酒 … 2 小匙

可可粉 … 1 小匙

作法

1. 杏仁片用烤箱加熱 2 ～ 3 分鐘，葡萄酒用微波爐加熱 30 秒左右，分解酒精。

2. 在碗中放入馬斯卡邦尼奶酪、杏仁、羅漢果萃取物、葡萄酒攪拌均勻後，放入保存容器中。

3. 灑上可可粉，放入冰箱冷藏即完成。

冷藏保存
3 ～ 4 天

1/4 份
含醣量 **6** g

蛋白質 3.3 g

熱量 243kcal

使用食物纖維豐富的寒天

古早味杏仁豆腐

材料（適量，4 ～ 6 人份）

鮮奶油 … 3 大匙

杏仁萃取液 … 12 大滴

寒天棒 … 1/2 根（4g）

羅漢果萃取物（液體）… 50g

糖漿 ┃ 羅漢果萃取物 … 40g
　　　┃ 檸檬汁 … 2 小匙

作法

1. 寒天用水搓洗，瀝除水分後撕碎。在鍋中加入 2 又 1/4 杯的水煮沸，丟入寒天攪拌烹煮 2 分鐘左右。

2. 加入羅漢果萃取物和鮮奶油攪拌均勻，關掉火源後加入杏仁萃取液。倒入模具中，等餘熱散去後放進冰箱冷藏凝固。

3. 製作糖漿，在鍋中加入 3/4 杯的水和羅漢果萃取物，煮沸後關掉火源，加入檸檬汁後放入冰箱冷藏。

4. 吃的時候淋上糖漿。

冷藏保存
4 ～ 5 天

1/6 份
含醣量 **8.6** g

蛋白質 0.3 g

熱量 33kcal

HealthTree 健康樹　健康樹系列 076

營養師 1 年瘦 20 公斤的常備減醣食譜
不只是食譜，是營養師親身實踐 10 年的減醣心得

作りおきでやせぐせがつく糖質オフバイブル──1 年で 20kg
やせた麻生れいみ流メソッドと 110 レシピ

作　　　者	麻生怜未
譯　　　者	葉廷昭
總 編 輯	何玉美
副總編輯	陳永芬
責任編輯	賴秉薇
封面設計	張天薪
內文排版	許貴華
日本製作團隊	**料理製作** さわけん（sawaken）／ **攝影** 白根正治／**插圖** 山﨑佳代

出版發行	采實出版集團
行銷企劃	黃文慧 ・ 鍾惠鈞 ・ 陳詩婷
業務發行	林詩富 ・ 張世明 ・ 楊筱薔
會計行政	王雅蕙 ・ 李韶婉
法律顧問	第一國際法律事務所　余淑杏律師
電子信箱	acme@acmebook.com.tw
采實粉絲團	http://www.facebook.com/acmebook

Ｉ Ｓ Ｂ Ｎ	978-986-9371-87-2
定　　　價	350 元
初版一刷	105 年 10 月 27 日
劃撥帳號	50148859
劃撥戶名	采實文化事業股份有限公司
	104 台北市中山區建國北路二段 92 號 9 樓
	電話：(02)2518-5198
	傳真：(02)2518-2098

國家圖書館出版品預行編目資料

養師 1 年瘦 20 公斤的常備減醣食譜：不只是食譜，
是營養師親身實踐 10 年的減醣心得／麻生怜未；
葉廷昭譯 - 初版 - - 臺北市：采實文化，民 105.11 面；
公分 .-- （健康樹系列；76）譯自：作りおきでやせ
ぐせがつく糖質オフバイブル──1 年で 20kg やせ
た麻生れいみ流メソッド と 110 レシピ
ISBN 978-986-9371-87-2
1. 健康飲食 2. 減重 3. 食譜
411.3　　　　　　　　　　　　　105019400

TSUKURIOKI DE YASEGUSE GA TSUKU TOSHITSU OFF BIBLE
© Reimi Aso 2016
Originally published in Japan by Shufunotomo Co., Ltd.
Translation rights arranged with Shufunotomo Co., Ltd.
through Keio Cultural Enterprise Co., Ltd.

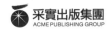

維持日常減醣生活，持之以恆的小細節

175種 常見食物
含醣量 速查手冊

- 蔬菜
- 水果
- 奶製品
- 海藻・菇類
- 飲料
- 便利商店現成食品
- 西式套餐
- 中式便當
- 速食
- 飯・麵・水餃
- 調味料

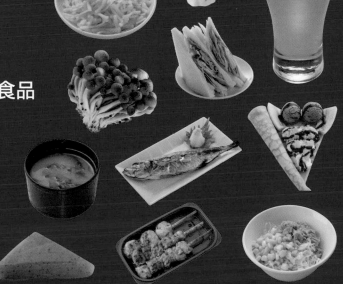

含醣量一查就知道！

常見食材・外食・超商食品含醣量表

瞭解各種食材的含醣量，是實踐減醣飲食的第一步。有些食材含醣量意外地高，懂得越多，在外點餐時也能派上用場。
每個食材下方的彩色粗體數字都為含醣量。

菠菜
1 束 (150g)

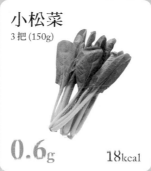

0.5g   25kcal

小松菜
3 把 (150g)

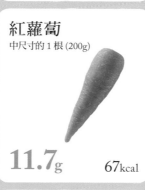

0.6g   18kcal

高麗菜
1 顆 (1200g)

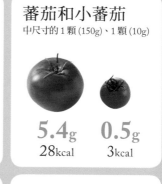

34.8g   234kcal

白菜
1/2 顆 (1kg)

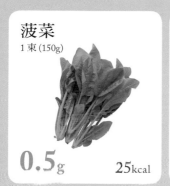

17.9g   132kcal

紅蘿蔔
中尺寸的 1 根 (200g)

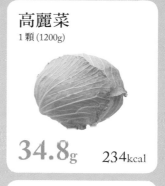

11.7g   67kcal

蕃茄和小蕃茄
中尺寸的 1 顆 (150g)、1 顆 (10g)

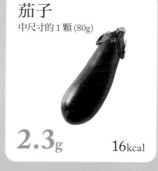

5.4g   **0.5**g
28kcal   3kcal

小黃瓜
1 根 (100g)

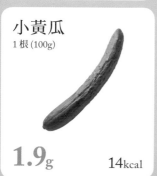

1.9g   14kcal

青椒
中尺寸的 2 顆 (80g)

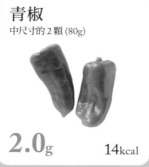

2.0g   14kcal

茄子
中尺寸的 1 顆 (80g)

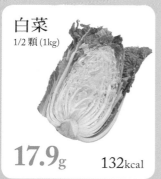

2.3g   16kcal

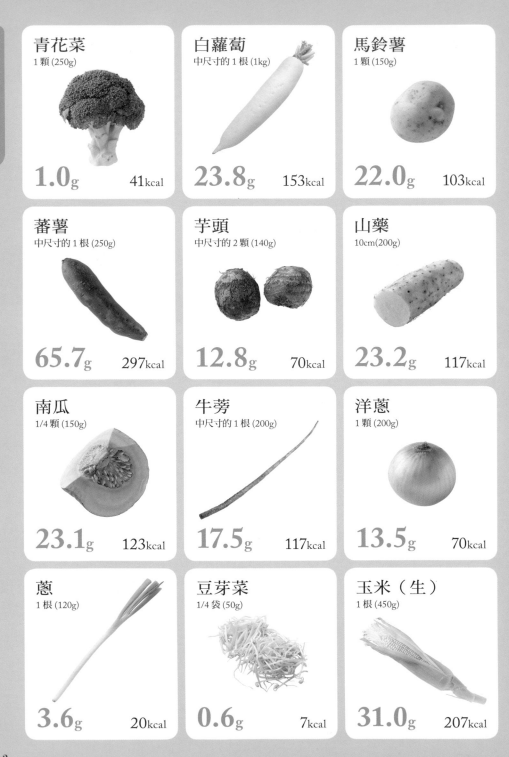

青花菜
1 顆 (250g)

1.0g　41kcal

白蘿蔔
中尺寸的 1 根 (1kg)

23.8g　153kcal

馬鈴薯
1 顆 (150g)

22.0g　103kcal

蕃薯
中尺寸的 1 根 (250g)

65.7g　297kcal

芋頭
中尺寸的 2 顆 (140g)

12.8g　70kcal

山藥
10cm(200g)

23.2g　117kcal

南瓜
1/4 顆 (150g)

23.1g　123kcal

牛蒡
中尺寸的 1 根 (200g)

17.5g　117kcal

洋蔥
1 顆 (200g)

13.5g　70kcal

蔥
1 根 (120g)

3.6g　20kcal

豆芽菜
1/4 袋 (50g)

0.6g　7kcal

玉米（生）
1 根 (450g)

31.0g　207kcal

豌豆
1 杯 (120g)

9.1g　　112kcal

毛豆
20 株 (50g)

1.0g　　37kcal

鷹嘴豆、紅雲豆
1/4 罐 (100g)

15.8g
171kcal

14.7g
121kcal

苦瓜
1 根 (200g)

2.2g　　29kcal

甜椒
1 顆 (100g)

4.8g
24kcal

5.0g
27kcal

蕪菁
中尺寸的
1 顆 (80g)

2.3g　　15kcal

蘆筍
粗的 3 根 (90g)

1.5g　　16kcal

秋葵
3 根 (24g)

0.3g　　6kcal

旱芹
1 根 (150g)

1.7g　　15kcal

香菜
1 株 (40g)

0.2g　　5kcal

蒟蒻
1 塊 (300g)

0.3g　　15kcal

蒟蒻絲
1 小盤 (90g)

0.1g　　5kcal

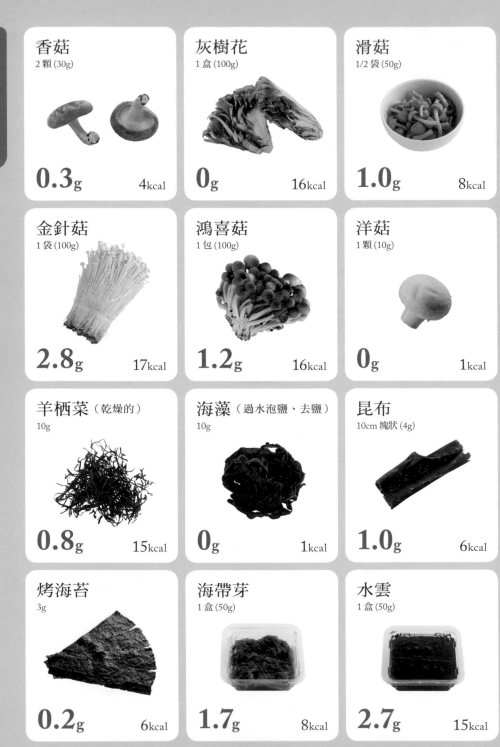

香菇
2 顆 (30g)

0.3g　　4kcal

灰樹花
1 盒 (100g)

0g　　16kcal

滑菇
1/2 袋 (50g)

1.0g　　8kcal

金針菇
1 袋 (100g)

2.8g　　17kcal

鴻喜菇
1 包 (100g)

1.2g　　16kcal

洋菇
1 顆 (10g)

0g　　1kcal

羊栖菜（乾燥的）
10g

0.8g　　15kcal

海藻（過水泡鹽、去鹽）
10g

0g　　1kcal

昆布
10cm 塊狀 (4g)

1.0g　　6kcal

烤海苔
3g

0.2g　　6kcal

海帶芽
1 盒 (50g)

1.7g　　8kcal

水雲
1 盒 (50g)

2.7g　　15kcal

4

牛奶
1 杯 (200ml)

9.6g　　134kcal

低脂牛奶
1 杯 (200ml)

11.0g　　92kcal

純優格
1 杯 (200ml)

9.8g　　124kcal

優酪乳
1 杯 (200ml)

24.4g　　130kcal

鮮奶油
1 大匙 (15g)

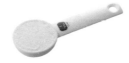

0.5g　　65kcal

加工起司
塊狀 1 片 (20g)

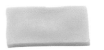

0.3g　　68kcal

奶油起司
100g

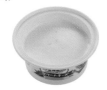

2.3g　　346kcal

披薩用起司
50g

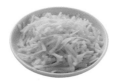

0.2g　　184kcal

莫札瑞拉起司
1 塊 (30g)

0.2g　　74kcal

奶油
1 大匙 (12g)

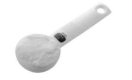

0g　　89kcal

椰奶
1 杯 (200g)

5.2g　　300kcal

豆漿（天然無糖）
1 杯 (200ml)

5.8g　　92kcal

5

咖啡、紅茶、煎茶 1 杯 (100ml)

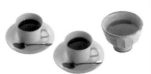

0.7g
4kcal

0.1g
1kcal

0.2g
2kcal

純柳橙汁
1 杯 (200ml)

21.4g　　84kcal

蔬菜汁
1 杯 (200ml)

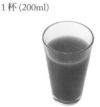

14.8g　　64kcal

運動飲料
1 杯 (200ml)

12.4g　　50kcal

拿鐵咖啡
1 杯 (200ml)

11.7g　　97kcal

可樂
1 杯 (200ml)

22.8g　　92kcal

啤酒
1 杯 (200ml)

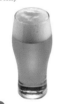

6.2g　　80kcal

紅、白葡萄酒
1 杯 (80ml)

1.2g
58kcal

1.6g
58kcal

燒酒
1 小瓶 (180ml)

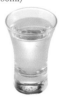

0g　　262kcal

威士忌
1 杯 (30ml)

0g　　71kcal

香檳
1 杯 (110ml)

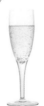

2.2g　　80kcal

清酒（純米吟釀）
1 小瓶 (180ml)

6.5g　　185kcal

飯糰
1 顆

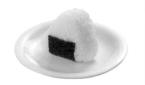

38.4g   168kcal

蔬菜三明治
1 份

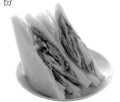

27.0g   258kcal

甜甜圈
1 塊

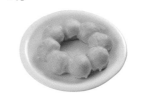

41.6g   379kcal

炸雞塊
3 塊

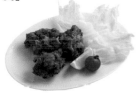

14.4g   185kcal

炸雞
1 塊

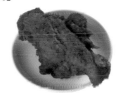

16.0g   259kcal

法蘭克福香腸
1 根

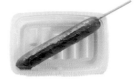

3.7g   178kcal

紅豆包、肉包
1 顆

57.7g   **35.8**g
328kcal   242kcal

泡麵
一碗

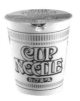

41.6g   353kcal

玉米沙拉
1 人份

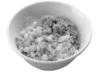

3.7g   56kcal

醃漬物
1 人份

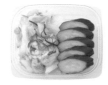

3.3g   38kcal

調味水煮蛋
1 顆

0.7g   66kcal

雞蛋沙拉
1 人份

2.9g   279kcal

烤雞肉串
1 根（沾醬雞腿肉）

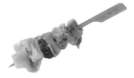

7.1g   98kcal

日式雜燴
1 人份

17.4g   134kcal

布丁
1 小碗

27.4g   192kcal

山藥涼麵
1 人份

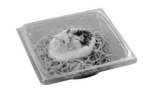

68.8g   396kcal

涼拌烏龍麵
1 人份

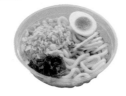

62.4g   423kcal

薑絲豬肉便當
1 人份

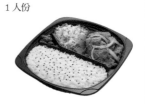

114.4g   994kcal

關東煮（蒟蒻）
1 塊

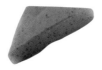

0.9g   13kcal

關東煮（白蘿蔔）
1 塊

2.3g   14kcal

關東煮（魚漿片）
1/2 片

5.7g   47kcal

關東煮（牛筋）
一串

0.5g   27kcal

關東煮（竹輪）
1 塊

14.8g   70kcal

關東煮（豆腐蔬菜餅）
1 塊

0.5g   66kcal

起司漢堡排（多醬）
1人份

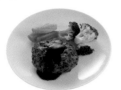

30.6g　　605kcal

牛排（不算配菜）
1人前

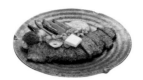

0.6g　　518kcal

炸蝦
2尾

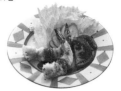

9.8g　　134kcal

焗烤蝦
1人份

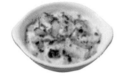

46.2g　　600kcal

焗飯
1人份

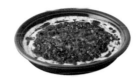

82.7g　　789kcal

蛋包飯（牛肉醬汁）
1人份

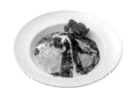

71.4g　　916kcal

肉醬義大利麵
1人份

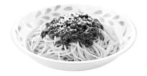

97.0g　　740kcal

培根蛋麵
1人份

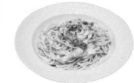

70.6g　　760kcal

總匯三明治
1人份

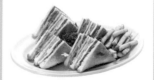

66.5g　　746kcal

燉內臟
1人份

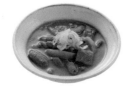

12.6g　　348kcal

味噌湯
1人份

3.5g　　41kcal

沙拉
1人份

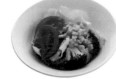

3.9g　　57kcal

雜煮
1 人份

51.7g　　325kcal

烤魚（秋刀魚）
1 條

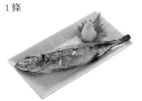

0.1g　　293kcal

燉魚肉（咖哩味）
1 人份

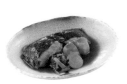

27.3g　　271kcal

生魚片（拼盤）
1 人份

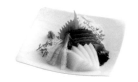

0.5g　　98kcal

豬排
1 人份

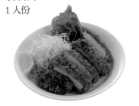

21.5g　　580kcal

鮪魚蓋飯
1 人份

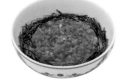

65.8g　　499kcal

豬肉咖哩
1 人份

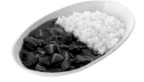

107.9g　　747kcal

醬油拉麵
1 人份

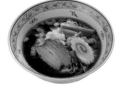

62.5g　　490kcal

煎餃
6 顆

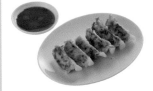

21.6g　　300kcal

春卷
3 條

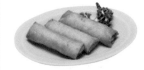

55.4g　　436kcal

炒麵
1 人份

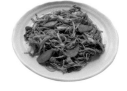

60.6g　　469kcal

炒飯
1 人份

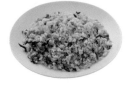

103.1g　　748kcal

漢堡
1個

28.6g　260kcal

起司漢堡
1個

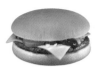

28.4g　310kcal

薯條
中的1份

48.8g　454kcal

雞塊
5塊

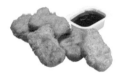

12.4g　280kcal

熱狗
1根

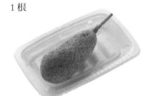

29.8g　298kcal

可麗餅
1塊

43.8g　566kcal

蘋果派
1塊

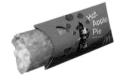

25.5g　211kcal

玉米濃湯
1人份

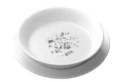

16.9g　151kcal

章魚燒
6顆

32.4g　237kcal

炸蝦蓋飯
1人份

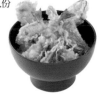

126.4g　801kcal

牛肉蓋飯
1人份

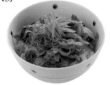

92.4g　669kcal

披薩
1片（約20cm）

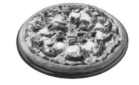

43.9g　474kcal

紅肉、腰肉

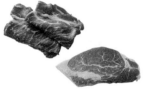

0.1g 蛋白質19g　　0.3g 蛋白質20g

雞腿肉、雞翅

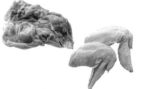

0g 蛋白質17g　　0g 蛋白質23g

雞胸脯、雞胸肉

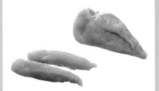

0g 蛋白質25g　　0g 蛋白質20g

羊肋排、厚切羊肉

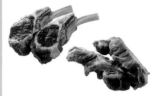

0.1g 蛋白質17g　　0.1g 蛋白質18g

腿肉、里肌肉

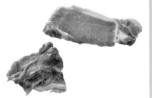

0.2g 蛋白質21g　　0.2g 蛋白質19g

培根

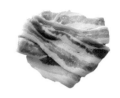

0.1g 蛋白質14g

豬絞肉、綜合絞肉

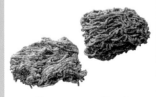

0g 蛋白質19g　　0.3g 蛋白質19g

煙燻培根、香腸

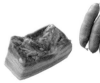

0.3g 蛋白質13g　　3g 蛋白質13g

生火腿、火腿

0g 蛋白質26g　　1.3g 蛋白質17g

鹽烤鮭魚、鮭魚

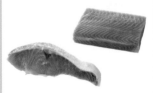

0.1g 蛋白質22g　　0.1g 蛋白質22g

鮪魚

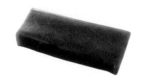

0.1g 蛋白質22g

秋刀魚、竹莢魚

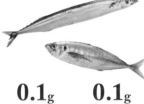

0.1g 蛋白質19g　　0.1g 蛋白質21g

鱈魚

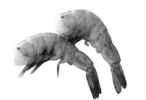

0.1g　　蛋白質 18g

蝦

0g　　蛋白質 22g

章魚、魷魚

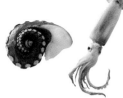

0.1g 蛋白質 16kcal　　**0.4**g 蛋白質 18g

花蛤

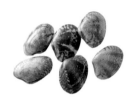

0.4g　　蛋白質 6g

煙燻鮭魚

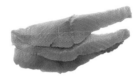

0.1g　　蛋白質 26g

雞蛋

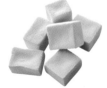

0.2g　　蛋白質 6g

板豆腐、嫩豆腐
1塊（300g）

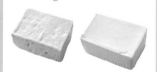

3.6g 蛋白質 20g　　**5.1**g 蛋白質 15g

凍豆腐
1塊（20g）

0.8g　　蛋白質 10g

豆皮、油豆腐
1塊

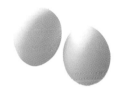

0.8g 蛋白質 11g　　**0.3**g 蛋白質 14g

豆漿
1杯（200ml）

5.8g　　蛋白質 7g

豆渣
每100g

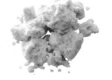

2.3g　　蛋白質 6g

納豆
1包（50g）

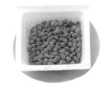

2.7g　　蛋白質 8g

調味料	重量	含醣量	熱量
白砂糖	9g	8.9g	35kcal
鹽	15g	0g	0kcal
黑胡椒	6g	4.0g	22kcal
醬油	18g	1.8g	13kcal
味噌	18g	3.1g	35kcal
味醂	18g	7.8g	43kcal
米醋	15g	1.1g	7kcal
美乃滋	14g	0.6g	98kcal
蕃茄醬	18g	4.6g	21kcal
伍斯特醬	16g	4.2g	19kcal
蠔油	18g	3.3g	19kcal
黃芥末醬	18g	2.3g	41kcal
蜂蜜	22g	17.5g	65kcal
楓糖	21g	13.9g	54kcal
橄欖油	13g	0g	120kcal
麻油	13g	0g	120kcal
亞麻仁油	13g	0g	115kcal
咖哩粉	7g	1.8g	29kcal
麵汁（稀釋的）	15g	1.3g	7kcal
高湯顆粒	9g	2.8g	20kcal
雞湯粉	9g	4.0g	19kcal
法式清湯顆粒	8g	3.4g	18kcal

※ 表中調味料分量相當於 1 大匙。

3 天斷糖【圖解實踐版】

《3 天改變體質的斷糖飲食》
熱銷全台，「圖解實踐版」強勢登台

名醫的「斷糖食譜」&「一週生活」，日、
台讀者都在做，教你過不生病的生活

銷售
NO.1

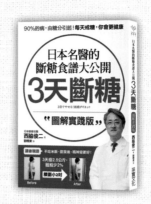

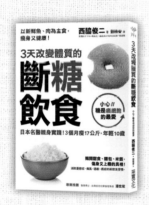

3 天改變體質的斷糖飲食

改善肥胖、憂鬱症、過敏、
三高的最新飲食法

銷售破 50,000 本，讀者熱烈回響，好評不斷！
消除憂鬱症、肥胖、過敏、癌症的飲食新習慣

半斷糖，1 年瘦 9 公斤
【斷糖飲食無壓力實踐版】

不忌口，飯、麵、吐司都可吃，
還可減脂、降血糖，預防糖尿病

執行斷糖前，先從主食減半的「半斷糖」
開始！70 道由專業醫師認可、營養師設
計的「斷糖主食」

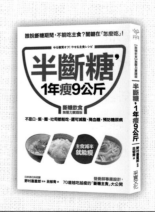

減醣救命

熱量不是重點，
「醣量」才是致命關鍵！

投身「減醣飲食改革」的醫師，一部向患者懺悔，向大眾拉警報的真心告白！

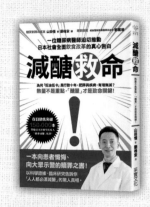

低 GI 飲食聖經

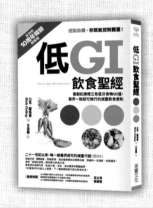

【21 世紀，唯一被醫界認可的減重代號】
全球 23 國、17 種語言、暢銷兩百萬冊的健康飲食聖經

首創「食物紅綠燈」概念簡化飲食 GI 值，最實用的飲食指南，下一餐就能開始執行

大口吃肉，
一周瘦 5 公斤的生酮飲食

改變飲食習慣，讓身體選擇燃燒脂肪，用酮體當能量，瘦得科學又健康

日本名醫親身實踐，最適合亞洲人飲食習慣的「生酮飲食法」，讓你愈吃愈瘦、愈吃愈健康！

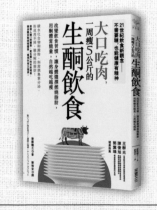